Betta C. Edu

Efeito do programa de cuidados de saúde maternos gratuitos no comportamento de procura de saúde

Betta C. Edu

Efeito do programa de cuidados de saúde maternos gratuitos no comportamento de procura de saúde

Conseguir um mundo onde todas as gravidezes sejam seguras e desejadas!

ScienciaScripts

Publisher:
Sciencia Scripts
is a trademark of
Dodo Books Indian Ocean Ltd. and OmniScriptum S.R.L publishing group

120 High Road, East Finchley, London, N2 9ED, United Kingdom
Str. Armeneasca 28/1, office 1, Chisinau MD-2012, Republic of Moldova, Europe
Printed at: see last page
ISBN: 978-620-7-85660-2

ÍNDICE DE CONTEÚDOS:

RESUMO

CONTEXTO: Mais de duas décadas após o lançamento da campanha de maternidade segura na Índia, em 1987, cerca de 536 000 mulheres morrem anualmente de causas maternas a nível mundial.(I) Na Nigéria, apesar da redução mínima da RMM entre 2010 e 2013 (de 610 para 560 mortes/100 000 nados-vivos)(2), o número de mortes maternas continua a ser elevado, ficando apenas atrás da Índia. O aumento da percentagem de utilização dos serviços de saúde materna nas unidades de saúde é importante para reduzir as mortes maternas. No entanto, cerca de 59% dos partos ainda são efectuados fora das unidades de saúde no Estado de Cross River. O custo foi citado como o maior impedimento à utilização dos serviços de saúde materna nas unidades de saúde na região sul-sul da Nigéria, onde se situa o CRS.(3) Na sequência disto, o governo do CRS introduziu uma política de redução de custos em 2009, sob a égide do "Projeto Esperança". Ao abrigo desta política, são prestados cuidados de saúde gratuitos a todas as mulheres grávidas que se registem em qualquer unidade de saúde primária ou secundária do Estado, desde a conceção até ao período pós-natal, e a todas as crianças com menos de cinco anos de idade. Desde a sua criação, não foi efectuada qualquer avaliação formal da sua eficácia.

OBJECTIVOS: O objetivo deste estudo é avaliar o efeito do programa gratuito de cuidados de saúde materna disponível nas unidades de saúde públicas primárias e secundárias, nos comportamentos de procura de cuidados de saúde das mulheres grávidas no Estado de Cross River, na Nigéria.

MÉTODO: Um estudo observacional, utilizando uma abordagem de método misto(4), para descrever o efeito de uma intervenção de cuidados de saúde maternos gratuitos. A componente quantitativa utiliza dados sobre a utilização dos serviços de saúde materna obtidos do Projeto Esperança, do Ministério da Saúde do Estado de Cross River (MdS) e do DHS da Nigéria. Além disso, foi efectuada uma auditoria aos dados para verificar se os relatórios das unidades de saúde ao MS e ao Projeto Esperança estavam completos. A parte qualitativa utiliza discussões de grupos de foco (FGD) que incluem mulheres grávidas e pós-parto, examinando a sua perceção do programa.

RESULTADOS: Os resultados do NDHS (2003-2013) sugerem uma fraca evidência de mudança na utilização dos serviços de cuidados de saúde materna (MHCS), uma vez que os intervalos de confiança de 95% se sobrepõem, embora a estimativa pontual sugira um aumento da utilização. Os resultados dos dados quantitativos do Ministério da Saúde e do projeto Esperança mostram um aumento na percentagem de mulheres que acedem aos MHCS na CRS. Este aumento é maior do que a taxa de crescimento da população da CRS, que é de 2,9%, de 2010 a 2013. Uma vez que não se registaram eventos importantes para aumentar a população, é provável que este aumento seja um aumento genuíno da utilização dos cuidados de saúde materna no estado. Os resultados das discussões dos grupos de centragem revelaram que as mulheres consideram que houve um aumento do número de mulheres que utilizam os CPN, o parto e os CPP nas unidades de saúde, na sequência da eliminação dos custos directos dos serviços de saúde materna nas unidades de saúde. No entanto, a taxa de utilização difere entre as zonas urbanas e rurais, bem como entre as comunidades mais próximas das unidades de saúde e as mais afastadas. Os obstáculos à utilização são o custo indireto da utilização dos serviços, a fraca divulgação da informação, especialmente nas zonas rurais, a má qualidade dos cuidados prestados nas unidades de saúde, incluindo a falta de medicamentos e de consumíveis, as barreiras geográficas, a inadequação da mão de obra no sector da saúde, a má atitude dos profissionais de saúde qualificados e a falta de confiança no sistema de saúde.

CONCLUSÃO: As razões para a utilização dos SSM, mesmo no âmbito de uma política de redução dos custos, são multifactoriais. Além disso, a mudança de comportamento na cultura de utilização dos serviços de saúde leva tempo e exige muitos esforços coordenados por parte do governo, da comunidade, da família e da mulher. Por conseguinte, para além da supressão das taxas, o governo deve empenhar-se em resolver outros factores de dissuasão, de modo a aumentar significativamente o número de utilizações dos serviços dos CMS, o que deverá resultar numa melhoria da saúde materna na CRS.

PALAVRAS-CHAVE: Serviço gratuito de cuidados de saúde materna, utilização, Estado de Cross River, Nigéria.

AGRADECIMENTOS

Agradeço sinceramente à minha orientadora Krystyna Makowiecka pela sua ajuda na realização desta investigação. Estou particularmente grata pelas valiosas competências aprendidas, pelas sugestões úteis e pelas críticas construtivas que fez para melhorar a qualidade do meu trabalho. Ela guiou-me na abordagem do estudo. Cada secção foi submetida a revisão e os comentários serviram para reescrever cada capítulo.

A nossa profunda gratidão vai para o governador da CRS, o Senador Lyiel Imoke e a sua bela esposa, Bar. Obioma Imoke, pelo apoio financeiro e moral investido para tornar este sonho uma realidade.

As orações e o apoio do meu pai, o Pastor Emmanuel Ekeh, dos meus irmãos, da minha família alargada e dos meus sogros são profundamente apreciados. Um agradecimento especial ao meu marido Varman, cujo apoio inabalável "a toda a hora" me fez continuar. As minhas queridas Calah, Evolor e Nesia - obrigada por me terem aturado ao longo deste programa de mestrado. Gratidão a todos os meus amigos na Nigéria e no Reino Unido, que me apoiaram de uma forma ou de outra.

Agradeço a ajuda do Professor Nkposong, Elder (Mrs) comfort Ekanem e Ben Ugi do CRS MOH, Mr Ogar do Projeto Esperança e Josphine Agiang da Comunidade Wula. Sem eles, o processo de apuramento ético e de recolha de dados do SIR teria sido insuportável.

Agradeço a todos os meus professores, tutores, líderes de seminários, directores de curso, colegas de curso, amigos e à rede de líderes de saúde pública que conheci aqui na escola pelo seu valioso contributo e apoio ao longo do programa. Esta foi uma óptima experiência!

Finalmente, ao Todo-Poderoso, guardião da minha vida, meu provedor, pilar, salvador e tudo o mais, Jesus Cristo. Devo tudo a ti. Sem ti não sou nada. Muito obrigado por tudo, amo-te.

LISTA DE ABREVIATURAS

ANC	Antenatal Care
CI	Confidence Intervals
CRS	Cross River State
FGD	Focus Group Discussions
MHC	Maternal Health Care
LGA	Local Government Area
MDG	Millennium Development Goal
MHCS	Maternal Health Care Service
MM	Maternal mortality
MMR	Maternal Mortality Ratio
MOH	Ministry Of Health
NDHS	Nigeria Demographic Health Survey
NHIS	National Health Insurance Scheme
PHC	Primary Healthcare Centres
PPC	Post-Partum Care
SBA	Skilled Birth Attendant
SSA	Sub-Saharan Africa
TBA	Traditional Birth Attendant
UHC	Universal Health Care
WHO	World Health Organisation

GLOSSÁRIO DE TERMOS

Mortalidade materna ou morte materna: "morte de uma mulher durante a gravidez ou no prazo de 42 dias após a interrupção da gravidez, independentemente da duração e do local da gravidez, por qualquer causa relacionada com ou agravada pela gravidez ou pela sua gestão, mas não por causas acidentais ou incidentais"(5)

Assistente de parto qualificado: um profissional de saúde acreditado - como uma parteira, um médico ou uma enfermeira - "com formação adequada para gerir gravidezes normais (sem complicações), partos e o período pós-natal imediato, bem como para identificar, gerir e encaminhar complicações em mulheres e recém-nascidos"(6)

Cuidados pré-natais (ANC): cuidados prestados a uma mulher durante a gravidez.

Cobertura de cuidados pré-natais: Percentagem de mulheres que utilizaram cuidados pré-natais prestados por pessoal de saúde qualificado por razões relacionadas com a gravidez pelo menos uma vez durante a gravidez, como percentagem de nados-vivos num determinado período de tempo.(7)

Cuidados no parto: cuidados prestados a uma mulher e ao seu bebé na altura do nascimento.

Cuidados pós-parto (CPP): cuidados prestados a uma mulher 42 dias após o parto.

Comportamento de procura de cuidados de saúde: quando as mulheres procuram serviços de saúde materna durante os períodos pré-natal, intra-parto e pós-parto. Pode ser formal, com um profissional de saúde qualificado numa unidade de saúde, ou informal, em casas de parteiras tradicionais, igrejas, vendedores de medicamentos ou em casa.

Cuidados de saúde maternos gratuitos: supressão total dos custos directos dos serviços de saúde materna nas unidades de saúde públicas da CRS.

CAPÍTULO 1

INTRODUÇÃO:

A nível mundial, verifica-se um impulso crescente no sentido da cobertura universal de saúde (UHC), tal como recomendado pela Organização Mundial de Saúde (OMS)(8), com especial ênfase na saúde materna, neonatal e infantil. Um novo governo no CRS, a Nigéria, criou uma janela de oportunidade para que a questão da saúde materna, neonatal e infantil ganhasse prioridade na agenda do CRS.

Em 2009, o governo da RSC introduziu uma política de redução de custos, implementada através do Ministério da Segurança Social em colaboração com o Ministério da Saúde (MS) e a Fundação Tulsi Chanrai sob a égide do "Projeto Esperança". Ao abrigo desta política, são prestados cuidados de saúde gratuitos a todas as mulheres grávidas que se inscrevam em qualquer estabelecimento de saúde primário ou secundário do Estado, desde a conceção até ao período pós-natal, e a todas as crianças com menos de cinco anos de idade. Esta política é financiada pelo governo do Estado. Desde a sua criação, não houve uma avaliação formal da sua eficácia. O objetivo do presente estudo é examinar o efeito dos serviços gratuitos de cuidados de saúde materna (CMS) no comportamento de procura de cuidados de saúde das mulheres grávidas, no período intra-parto e pós-parto no Estado.

Andersen 1995(9); Kroeger, 1983(10); Becker, etal 1993(11); Sarin, 1997(12), kloos, 1990, estudaram os comportamentos de procura de cuidados de saúde e apresentaram modelos diferentes. O modelo de Andersen é utilizado neste estudo porque é útil para explicar o efeito do custo no comportamento de procura de saúde.

1.1.1 ANTECEDENTES:

Mais de duas décadas após o lançamento da campanha de maternidade segura na Índia, em 1987, cerca de 536 000 mulheres morrem anualmente de causas maternas a nível mundial(I). Noventa e nove por cento de todas as mortes maternas ocorrem em países em desenvolvimento, e quase dois terços dessas mortes (62%) ocorrem na África Subsariana (ASS), em comparação com 24% dos nascimentos que ocorrem na ASS(1, 13). Este padrão de mortes maternas reflecte muitas desigualdades, incluindo o acesso aos serviços de saúde.

Em 1990, com o Objetivo de Desenvolvimento do Milénio 5 (ODM), a saúde materna tornou-se uma prioridade mundial. Apesar dos esforços consideráveis, a RMM manteve-se elevada na ASS, tendo diminuído apenas 1,6% por ano desde 1990, enquanto na Ásia Oriental se registou um declínio médio anual de 4,5%. Prevê-se que seja necessário um declínio de 5,4% por ano para atingir o ODM 5 na ASS(13).

Os países da África subsariana registam baixas taxas de assistência qualificada ao parto (SBA) e uma baixa qualidade dos cuidados de saúde, incluindo a falta de equipamento e de medicamentos e sistemas de encaminhamento deficientes(14). A proporção de partos assistidos por um SBA é um indicador do ODM 5(15, 16) recomendado pela OMS como meio de reduzir a mortalidade materna.

(16). Esta interação só pode salvar vidas se o assistente for verdadeiramente um profissional de saúde qualificado e se os medicamentos e outros equipamentos estiverem disponíveis(17)

As estimativas indicam que 60-90% dos partos em algumas partes da ASS são assistidos por parteiras tradicionais (TBA), com a Nigéria, o Chade e o Níger a atingirem níveis muito elevados de partos assistidos por TBA.(3,14) As razões económicas têm um peso importante na preferência de algumas mulheres nigerianas pelas TBA, uma vez que os seus serviços são considerados mais acessíveis ou gratuitos em alguns casos(3, 18).

A OMS não recomenda as parteiras tradicionais para o parto, mas sim um parto com uma parteira qualificada numa unidade de saúde.(19)

Na Nigéria, apesar da redução mínima da RMM entre 2010 e 2013 (de 610 para 560 mortes/100.000 nados-vivos)(2), o número de mortes maternas continua elevado, ficando apenas atrás da Índia no mundo. A utilização de SBA durante o parto ainda é baixa, 38% (95% CI 36,1-40,2%).(3) As principais barreiras aos cuidados profissionais incluem a disponibilidade de serviços e o custo (20).INa Zona Sul-Sul, onde o CRS está localizado, 36% (95% CI 33,9-38,2%) não tiveram ANC e 48,5% (CI 46,7-50,3%) deram à luz em casa. Esta Zona tem o pior registo das três Zonas Sul no que diz respeito ao cumprimento das práticas recomendadas.

Table 1: Percentage of women utilizing ANC, Delivery and PPC from SBA in the 6 geopolitical zones in Nigeria and national figures(3)			
GOEPOLITICAL ZONE OF NIGERIA	Percentage of women attending ANC at least once (95% CI*)	Percentage of deliveries in a health facility (95% CI*)	Percentage of women who had postpartum care within two days of delivery (95% CI)
North-west	41.0 (CI 36.3-45.7)	11.5 (10.9-12.1)	17.0 (15.9-18.1)
North-east	49.3 (CI 43.1-55.5)	19.5 (18.5-20.6)	31.8 (29.8-33.8)
North-central	67.0 (CI 61.8-72.3)	45.7 (44.2-47.2)	47.6 (45.2-50.0)
South-south (location of CRS)	73.0 (CI 69.4-76.6)	50.1 (48.3-51.9)	60.3 (57.4-63.1)
South-east	90.8 (CI 87.9-93.3)	78.1 (76.5-79.6)	60.9 (58-63.7)
South-west	90.4 (CI 86.4-94.4)	75.0 (73.7-76.3)	72.7 (70.5-74.8)
Nigeria	60.6 (58.1-63.0)	36.0 (35.5-36.5)	39.6 (38.7-40.5)

O Ministério da Saúde da RDC tem 14 unidades de saúde secundárias e 549 centros de saúde primários espalhados pelo estado(21) (0,2 unidades de saúde/1000 habitantes). De acordo com o Ministério da Saúde do CRS (2010) (25), o estado tem uma das taxas de mortalidade materna e infantil mais elevadas do país, o que El-Khoury e colegas(26) sugerem dever-se a uma fuga de cérebros e à escassez de profissionais de saúde, bem como a instalações de saúde mal equipadas. Só é possível aceder ao MHC gratuito através do SBA nos centros de saúde primários (PHC) e nas instalações de saúde secundárias. Os cuidados profissionais ao domicílio não estão disponíveis.

Uma estimativa da RMM na CRS sugere que esta se situa em 250 mortes/100 000 nados-vivos(27). A utilização de SBA é fraca na CRS, uma vez que 59,1% (CI 54,7-63,2) das mulheres dão à luz em casa ou com uma TBA.(3) O governo da RSC parte do pressuposto de que o parto no domicílio com uma parteira não qualificada acarreta um risco de mortalidade mais elevado do que o parto numa unidade de saúde, porque tanto a parteira não qualificada como a mulher podem não ter capacidade para identificar complicações que podem levar à perda da vida da mãe ou da criança, ou de ambas(17, 23). A pobreza e o custo foram identificados como os principais obstáculos à procura de cuidados de saúde na CRS(3, 28). Foi neste contexto que o governo da CRS decidiu fornecer gratuitamente MHC a todas as mulheres grávidas do estado, a fim de melhorar a utilização dos serviços de saúde materna e cumprir o ODM5 até 2015.

1.1.2. IMPORTÂNCIA DOS CUIDADOS PRÉ-NATAIS, INTRAPARTO E PÓS-PARTO:

Segundo a OMS, a maioria das mortes maternas poderia ser evitada se a mulher tivesse acesso a cuidados qualificados durante a gravidez, o parto e o período pós-parto(6, 17).

O principal objetivo dos CPN é garantir resultados de saúde óptimos para a mãe e o seu bebé. O ANC efectuado por um profissional qualificado é importante para monitorizar a gravidez e reduzir o risco de resultados adversos para a mãe e o bebé (15, 28, 29). Também serve como oportunidade para aconselhamento e intervenção, como imunização, administração de hematínicos e profilaxia antimalárica (3, 29). No entanto, o maior risco para a mãe e para o bebé é o parto e a utilização de ANC por uma mulher não se traduz necessariamente em parto numa unidade de saúde (30).

O aumento da percentagem de partos nas unidades de saúde contribui para a sobrevivência materna e do recém-nascido.(3) Um SBA com formação adequada pode reconhecer atempadamente as complicações, prestar assistência durante o parto, assegurar uma higiene óptima e encaminhar a mulher quando necessário. (3,16, 17)

Durante o período pós-parto, o risco de complicações potencialmente fatais permanece elevado e a melhor forma de as identificar e gerir é através de um SBA. As consultas de cuidados pós-natais constituem uma oportunidade ideal para aconselhar sobre cuidados pessoais e com o recém-nascido(3, 6).

1.1.3. BENEFÍCIOS DOS CUIDADOS DE SAÚDE MATERNOS GRATUITOS:

De acordo com Nanda (2002) e WH0(8, 31), o impacto das taxas de utilização na utilização dos serviços de saúde é regressivo e injusto, na medida em que os pobres pagam uma parte maior do seu rendimento para os cuidados de saúde do que aqueles que estão em melhor situação, pelo que uma isenção efectiva, se acompanhada de uma melhor qualidade, protegeria os pobres(31)

O objetivo desta política é abordar as questões de equidade, aumentando a utilização das unidades de saúde e reduzindo os pagamentos catastróficos do próprio bolso (8, 32). As isenções podem também aumentar o acesso dos pobres a cuidados de emergência que salvam vidas (31). As mulheres podem sentir-se mais confiantes e psicologicamente mais capacitadas. Poderá haver menos casos de depressão materna, o que se pode dever a um melhor acesso aos cuidados de emergência, caso sejam necessários.(33, 34) A procura de cuidados nas unidades de saúde durante o período materno também é maior. (31)

1.1.4. POLÍTICA E IMPLEMENTAÇÃO DE CUIDADOS DE SAÚDE MATERNA GRATUITOS A NÍVEL MUNDIAL:

Apesar das restrições económicas globais,(31) a gratuitidade da MHC nos países de alto rendimento, juntamente com outros factores, resultou em mortalidades maternas extremamente baixas nestes países.(35)

Alguns países em desenvolvimento com elevada RMM adoptaram uma política de FMHC a nível nacional ou estatal, como uma intervenção destinada a combater a mortalidade materna. O Nepal aboliu as taxas de utilização e registou uma diminuição impressionante de 50% da RMM e um aumento de 10% da SBA em 5 anos(36). No Bangladesh, os custos médicos (directos e ocultos) constituíram o principal obstáculo à procura de cuidados, especialmente entre os grupos de baixos rendimentos. (37, 38) Existiam disparidades pronunciadas nos comportamentos de procura de cuidados de saúde materna entre as zonas urbanas e rurais do Bangladesh, entre os quintis de riqueza, com a utilização de cuidados de saúde a aumentar com o aumento do estatuto socioeconómico. Com a gratuitidade dos MHC, os CPN aumentaram constantemente, mas a utilização dos SBA não melhorou muito na última década, uma vez que 90% dos partos ainda se realizavam em casa(37). A Tailândia tem uma RMM muito baixa (26 mortes/100000 nados-vivos [95% CI 18-38]) (39), parcialmente atribuível à política de CMU, que reduz as barreiras financeiras à utilização dos cuidados de saúde(40).

Na África subsariana, as taxas de utilização como forma de financiamento da saúde materna afectaram negativamente o comportamento das mulheres na procura de cuidados de saúde.(31) Análises do Gana, Suazilândia, Zaire, Uganda, Quénia, Nigéria e África do Sul sugerem que a utilização dos serviços de cuidados de saúde materna é grandemente afetada pela introdução ou eliminação de taxas de utilização(41-43). A queda na procura de cuidados profissionais é maior na população mais pobre e mantém-se durante períodos mais longos (31). Em contrapartida, na África do Sul, a frequência dos CPN e a prestação de cuidados de saúde melhoraram após a introdução de uma política de saúde gratuita(44).

Este estudo procura avaliar o efeito da política de redução de custos nos padrões de comportamento de procura de cuidados de saúde. A análise e a melhor compreensão do efeito dos serviços gratuitos de SMI no comportamento de procura de cuidados de saúde materna podem levar ao desenvolvimento de estratégias mais direccionadas que podem melhorar a utilização. O resultado será uma melhoria dos resultados maternos para o Estado, o que fará avançar a sua posição na consecução do ODM5.

Esta avaliação informará o governo e os decisores políticos sobre os seguintes aspectos:

1. A associação da política com os padrões de utilização de cuidados maternos profissionais
2. Possíveis razões para a mudança nas práticas de saúde materna.

3. Como é que as mulheres grávidas e puérperas do Estado percepcionam o programa.

4. Se há uma mudança de atitude em relação à utilização dos serviços de saúde materna nas unidades de saúde.

1.2.1. OBJECTIVOS E METAS

O objetivo deste estudo é avaliar o efeito do programa gratuito de cuidados de saúde materna disponível nas unidades de saúde públicas primárias e secundárias, sobre os comportamentos de procura de cuidados de saúde das mulheres grávidas no Estado de Cross River, na Nigéria.

OBJECTIVOS ESPECÍFICOS DO PROJECTO:

1. Sintetizar as provas actuais sobre o efeito da MHC gratuita na utilização de cuidados de saúde na ASS.

2. Examinar o efeito do MHC gratuito na aceitação de ANC, cuidados de parto e PPC em unidades de saúde primárias e secundárias na CRS.

3. Explorar os factores que influenciam a aceitação de serviços de saúde materna baseados em instalações na CRS e avaliar a importância do custo direto dos cuidados entre esses factores.

CAPÍTULO 2

METODOLOGIA

2.1.1 ABORDAGEM EPISTEMOLÓGICA:

Este estudo foi conduzido de um ponto de vista pragmático, tal como defendido por Creswell (2003) (4). O pragmatismo, que não está comprometido com nenhum método (quantitativo ou qualitativo), assume que a investigação ocorre sempre num contexto.

A razão para um método misto é o reconhecimento de que todos os métodos têm limitações. Os vieses de um método podem ser eliminados pela força do outro método(4). Por exemplo, os resultados dos dados qualitativos não são generalizáveis, mas os dos dados quantitativos podem ser mais generalizáveis. Um método misto não só nos dá uma visão das mudanças na utilização do MHCS desde o início do projeto, mas vai mais longe para dar uma compreensão aprofundada das razões para tais mudanças neste contexto.

2.1.2 CONCEPÇÃO DO ESTUDO:

Este é um estudo observacional, que utiliza uma abordagem de método misto(4), para descrever o efeito da intervenção FMHC. A componente quantitativa utiliza dados sobre a utilização dos serviços de saúde materna obtidos do Projeto Esperança, do Ministério da Saúde do CRS e do DHS da Nigéria. A parte qualitativa utiliza discussões de grupos de foco (FGD) que incluem mulheres grávidas e pós-parto, examinando a sua perceção do programa.

No âmbito do método misto, foi utilizado um procedimento concomitante, em que tanto os dados do MOH/Projeto Esperança como os dados qualitativos foram recolhidos ao mesmo tempo durante o estudo e, em seguida, a informação foi integrada na interpretação dos resultados globais.

2.1.3 CONTEXTO DO ESTUDO:

O estado de Cross River é um estado costeiro que ocupa 20.156 quilómetros quadrados na zona geopolítica sul-sul da Nigéria, com uma população de 3.104.446 habitantes, sendo a sua capital Calabar. (45, 46).

O Estado de Cross River é composto por 18 áreas governamentais locais (LGA), 3 distritos senatoriais, muitos grupos étnicos/sub-étnicos com línguas e culturas distintas.(45) A principal religião é o cristianismo. 63,1 % (IC95% 59,5-66,7%) das mulheres têm pelo menos o ensino secundário e 60% (IC95% 55,2-64,6) tomam decisões sobre os seus cuidados de saúde.(3)

2.1.4 CONSIDERAÇÕES ÉTICAS:

Foi solicitada e concedida uma aprovação ética completa ao comité de ética local do Ministério da Saúde em CRS e ao comité de ética da London School of Hygiene & Tropical Medicine.

Neste estudo, foram considerados quatro princípios éticos principais: consentimento informado, confidencialidade, autonomia e beneficência.

Os artigos incluídos na revisão da literatura estavam disponíveis no domínio público e os dados quantitativos foram disponibilizados a pedido das fontes relevantes.

Para o FGD, o consentimento escrito com assinatura ou impressão digital foi obtido livremente de todos os participantes após explicação e esclarecimento pormenorizados. (Ver apêndice A) Os participantes foram também informados de que a não participação não teria quaisquer consequências.

No que diz respeito à confidencialidade, não foram recolhidos nomes para garantir o anonimato dos inquiridos em relação aos outros participantes e ao investigador. Todos concordaram em não levar as discussões para fora do DGF. Além disso, houve o cuidado de garantir que, ao redigir os resultados, os participantes não pudessem ser identificados através das descrições. Os dados qualitativos dos inquiridos foram analisados como um grupo para garantir a confidencialidade dos indivíduos.

Os participantes tiveram autonomia. Também foram encorajados a falar livremente e a partilhar diferentes experiências de contacto com a unidade de saúde ou com o TBA. Os direitos dos participantes foram respeitados em todos os momentos. Não foi dada qualquer recompensa pela participação.

Relativamente à beneficência e não-maleficência, este estudo partiu de uma posição de equipoise. Prevemos que haverá beneficência para a saúde materna, porque os resultados do estudo serão apresentados ao governo da CRS e este poderá tomar medidas baseadas em provas. Foram envidados todos os esforços para garantir que não houvesse consequências adversas decorrentes da participação no estudo

São utilizados três métodos diferentes para atingir o objetivo do projeto:

Table 2. SPECIFIC OBJECTIVES OF THE STUDY AND RESEARCH METHODS.		
	SPECIFIC OBJECTIVE	METHOD
1	Synthesise current evidence on the effect of FMHC on uptake of health facility care in SSA.	Purposive literature review
2	Examine the effect of FMHC on uptake of ANC, delivery care and PPC at primary and secondary health facilities in CRS	Quantitative data audit and analysis
3	Explore factors which influence uptake of facility-based maternal health services in CRS and assess the importance of the direct cost of care among those factors	FGD

2.2.1 MÉTODO PARA O OBJECTIVO ESPECÍFICO 1: REVISÃO DA LITERATURA:

A literatura foi pesquisada e analisada tendo em conta quatro questões principais:

1a. Onde é que a política FMHC foi experimentada na SSA?

1 b. que medidas foram tomadas (apólice de seguro, pagamento com reembolsos, etc.)

1c. Quais são as provas do efeito sobre a utilização de ANC, parto e PPC nas instalações de saúde?

1d. Que outros factores afectam a aceitação dos serviços no contexto da FMHC?

As publicações, os relatórios e a literatura cinzenta relacionados com o tema do estudo foram pesquisados em bases de dados electrónicas. Estas foram PUBMED, MEDLINE, EMBASE, POPLINE, open grey, WHO reproductive health Lib, Google scholar, SCOPUS e Cochrane. Foram também pesquisados os sítios Web dos ODM, PNUD, USAID, UNICEF e UNFPA. As referências citadas nas publicações originais de investigação foram consultadas para obter estudos relevantes.

SEARCH WORDS:

Effect OR impact OR Evaluation

AND

Free OR "no-cost" OR "health insurance" OR "user-fees-removal"

AND

"prengan*" OR "matern*" OR "maternal health" OR "maternal healthcare" OR " maternal healthcare service" OR "antenatal care" OR "prenatal care" OR "obstetric care" OR "intra-partum care" OR "delivery care" OR "skilled birth attendant" OR "health facility delivery" OR "postnatal care" OR "postpartum care"

AND

"Health* seeking" OR "health* utilization" OR uptake OR coverage

AND

Nigeria OR "West Africa" OR "Sub-Saharan Africa" OR "developing countries" OR "Global*"

Foram utilizados títulos e palavras de texto relacionados com o MHC gratuito e o comportamento de procura de saúde em várias combinações para restringir a pesquisa. A pesquisa bibliográfica foi limitada a 1985-2014. Todas as publicações estavam em inglês ou, pelo menos, traduzidas para inglês. Os títulos foram revistos e os títulos relevantes foram seleccionados

CRITÉRIOS DE EXCLUSÃO: foram eliminados os duplicados e os estudos não relevantes para o MHC gratuito na ASS, tal como avaliado através do título e do resumo. A pesquisa centrou-se na África Subsariana, pelo que foram utilizados outros estudos sobre a política de CMSF para obter uma compreensão mais alargada, mas não foram incluídos no resultado da revisão da literatura.

2.2.2 MÉTODOS PARA O OBJECTIVO ESPECÍFICO 2:

Examinar o efeito da FMHC na aceitação de ANC, cuidados de parto e PPC em unidades de saúde primárias e secundárias na CRS

FONTES DE DADOS:

Para efeitos deste estudo, foram utilizados dados de 3 fontes: os dados do Inquérito Demográfico e de Saúde da Nigéria (NDHS), os dados do sistema de informação de gestão de rotina do Ministério da Saúde (MdS) do CRS e os dados do Projeto Esperança.

NDHS:

Foram obtidos relatórios do NDHS 2008 e 2013 sobre a utilização de ANC, cuidados de parto e PPC na CRS para identificar alterações na utilização destes serviços antes e depois da introdução da política na população geral da CRS. O NDHS é um inquérito nacional por amostragem que fornece dados demográficos e de saúde fiáveis para o país.

DIMENSÃO DA AMOSTRA, PARTICIPANTE NO ESTUDO E MÉTODO DE AMOSTRAGEM:

Os dados do NDHS utilizaram um projeto de agrupamento estratificado em três fases, utilizando o censo de 2006 como base de amostragem. Todas as mulheres da CRS com idades compreendidas entre os 15 e os 49 anos em cada um dos 45 agregados familiares seleccionados por agrupamento eram elegíveis para o inquérito. A dimensão da amostra de mulheres com idades entre os 15 e os 49 anos inquiridas na CRS foi de 968. Trata-se de uma amostra pequena em comparação com as 1.020920 mulheres deste grupo etário na CRS(3, 47).

RELATÓRIO DE DADOS:

Os dados do DHS sobre ANC, parto em unidades de saúde e utilização de PPC na CRS foram comparados entre os períodos de 2003-2008 (relatório do DHS de 2008) e 2009-13 (relatório do DHS de 2013). O intervalo de confiança de 95% (CI) foi calculado utilizando o STATA. Os resultados estão representados em gráficos para facilitar a apreciação das tendências.

LIMITAÇÕES:

As amostras do inquérito são pequenas, o que resulta numa estimativa menos precisa. Os dados do NDHS CRS não estavam disponíveis para estratificação por quintil de riqueza, residência rural e urbana, que foram considerados como potenciais factores de confusão.

MOH e Projeto Esperança:

Existem duas fontes potenciais de dados que podem ser utilizadas para acompanhar as mudanças na utilização de ANC, cuidados de parto e cuidados pós-parto na CRS antes e depois da introdução da política de MHC gratuita. Estes são os dados do Ministério da Saúde e os dados do Projeto Esperança.

A maioria dos investigadores não utiliza dados de rotina devido à sua fraca qualidade, especialmente em contextos de poucos recursos (24, 31,48). Foi realizada uma auditoria dos dados de rotina para avaliar a exaustividade do fluxo de dados do registo do estabelecimento para o Ministério da Saúde, seguindo a abordagem utilizada para uma auditoria dos dados relacionados com o VIH realizada na África do Sul (48).

Foram auditados os dados de setembro, outubro, novembro e dezembro de 2013 de três instalações:

- PHC em Begiading, Obudu LGA (CRS Norte)
- Hospital geral de Ugep. (CRS central)
- Hospital geral de Calabar (sul da CRS)

Os dados de registo das unidades de saúde foram considerados a fonte mais completa para identificar o número de mulheres que utilizam cuidados de saúde materna baseados nas unidades de saúde. Os dados de registo das unidades sanitárias foram comparados com as folhas de resumo mensais das unidades sanitárias e, em seguida, as folhas de resumo mensais das unidades sanitárias foram comparadas com os dados do SIG do Ministério da Saúde. Se isto demonstrar que os dados do MISAU estão completos, serão comparados com os dados do SIG do Projeto Esperança. Foram examinados os seguintes pontos de dados:

• Número de mulheres grávidas que participaram em qualquer ANC nas três unidades sanitárias

• Número de mulheres que deram à luz nos mesmos três estabelecimentos e

• Número de mulheres que efectuaram um controlo pós-natal no prazo de 42 dias após o parto nos mesmos três estabelecimentos.

Após a auditoria, houve discussões com o coordenador do Projeto Esperança e com o pessoal da unidade de saúde para obter explicações mais pormenorizadas sobre o fluxo de dados.

Os dados da auditoria foram comparados em gráficos na secção de resultados.

ESTIMATIVA DA PERCENTAGEM DE UTILIZAÇÃO DOS SERVIÇOS

Para calcular a percentagem de mulheres que utilizam serviços de CPN, parto e CPP, seguimos a abordagem da OMS e da Universidade da Carolina do Norte (7, 49).

Os dados do Ministério da Saúde e do Projeto Esperança referem-se a números absolutos de mulheres que utilizam serviços de CPN, parto e CPP, e fornecem-nos o numerador para este cálculo. O denominador é o número de nascimentos anuais esperados na CRS = População total anual esperada x taxa bruta de natalidade.

A) População total da CRS segundo o recenseamento de 2006 = 2 892 988 (46)

B) Taxa de crescimento da população do SIR = 2,9(50)

C) População total da SIR em 2006 x taxa de crescimento da população da SIR = população total prevista para 2007 (o mesmo cálculo foi efectuado para 2008-2013 para obter a população total prevista para esses anos).

Os números da população são estimados utilizando uma estimativa constante do crescimento da população desde o censo de 2006.

Para gerar as percentagens de cobertura de cada um dos três indicadores, utilizámos o seguinte cálculo:

Percentagem de utilização num ano =

$$\frac{\text{number of women utilizing ANC}}{\text{Total number of expected live birth (same year)}} \times 100$$

LIMITAÇÕES:

O número total de nados-vivos é um indicador do número de mulheres que podem ter acesso a ANC, parto em unidades de saúde e PPC na CRS. Na ausência de uma taxa bruta de natalidade para a CRS, foi utilizado o valor nacional. (3, 51). A partir de comunicação pessoal no Gabinete de Estatística do Ministério da Saúde, na RSC, esta RBC nacional para 2013, 39/1000 habitantes, aproxima-se do valor da RSC, de 38,6/1000 habitantes para 2013.

Além disso, os dados reflectem a utilização, mas estas alterações não podem ser atribuídas exclusivamente à política, uma vez que se trata de um estudo de observação e não de um ensaio. Não existem dados disponíveis sobre as características demográficas dos utilizadores dos serviços, nem sobre possíveis factores de confusão (estatuto socioeconómico e idade materna) que possam afetar a utilização dos serviços.

2.2.3MÉTODO PARA O OBJECTIVO ESPECÍFICO 3: DISCUSSÃO DE GRUPO DE FOCO (FGD):
As discussões dos grupos de centragem foram realizadas para compreender a forma como esta política é entendida pelas mulheres grávidas e puérperas, como pode ter afetado o comportamento de procura de cuidados de saúde das mulheres e para ajudar a explicar as razões pelas quais podem ter ocorrido mudanças na utilização dos serviços de saúde mental.(52) Gera comentários mais críticos e ilumina os valores culturais através do debate no seio do grupo. A DGF também foi escolhida devido à sua capacidade de poupar tempo e dinheiro em comparação com as entrevistas individuais, uma vez que a informação é recolhida junto de muitas pessoas ao mesmo tempo.(52, 53)

AMOSTRAGEM:

Utilizou-se uma amostragem intencional e de variação máxima(54) de duas zonas geopolíticas da RSC para ajudar a compreender as percepções da política na perspetiva das mulheres da população em geral.

Foram realizadas seis discussões de grupo de centragem com 6 mulheres em cada grupo e 8 mulheres em dois casos, resultando num total de 40 mulheres. A partir da literatura, é possível obter uma boa visão do assunto estudado(53).

As mulheres grávidas e puérperas com idades compreendidas entre os 15 e os 49 anos foram recrutadas em clínicas de CPN, clínicas de vacinação e em casas de parteiras tradicionais enquanto esperavam para receber a MHC, para garantir que as participantes eram as beneficiárias previstas do programa. Foram realizadas três discussões dos grupos de centragem na zona geopolítica central da CRS e três na zona geopolítica sul, seleccionadas propositadamente para refletir a variedade de áreas urbanas, periurbanas e rurais, bem como os diferentes níveis de cuidados disponíveis para uma mulher durante a gravidez. Estas foram

* Mulheres grávidas que frequentam clínicas de cuidados pré-natais no PHC Wula, Boki LGA (central)
* Mulheres no pós-parto em clínicas de imunização no PHC Wula, Boki LGA (centro)
* Mulheres no lar de TBA em Biajua, Boki LGA (centro)
* Mulheres grávidas que frequentam as clínicas de cuidados pré-natais na Maternidade PHC, Akpabuyo LGA (sul)
* Mulheres no pós-parto em clínicas de imunização no Hospital Geral de Calabar (sul).
* Mulheres no lar TBA em Atimbo, Akpabuyo LGA (sul)

TÓPICO/GUIA DE DISCUSSÃO:

O guia de discussão foi pré-testado quanto à sua adequação cultural e clareza, através da realização de debates com seis mulheres durante os CPN numa unidade de cuidados de saúde primários, para verificar se elas compreendiam o guia. Todas as mulheres compreendiam e falavam inglês, pelo que esta foi a língua utilizada nas discussões. Estas mulheres não foram incluídas nas principais discussões dos grupos de centragem. Foi utilizado o mesmo guia para a recolha de informações, com algumas alterações destinadas a refletir as conclusões das discussões anteriores e a reforçar a validade interna dos resultados. Os casos desviantes que surgiram durante as discussões dos grupos de centragem foram aprofundados para uma melhor compreensão.

QUADRO DE ANÁLISE:

A análise temática foi inicialmente estruturada em torno de sete temas comuns retirados da literatura. São eles

- Económica (custo indireto ou oculto)
- Qualidade dos cuidados
- Tradição e religião
- Atitude dos profissionais de saúde
- Conhecimento do programa
- Perceção da complicação pelas mulheres.
- Razões para a utilização da TBA quando há cuidados gratuitos disponíveis.

ETAPAS UTILIZADAS PARA A ANÁLISE:

- Transcrição para o MS Word.
- Familiarização e identificação de padrões
- Codificação aberta: identificação dos temas linha a linha.
- Gráficos: - cortar e colar sob o tema.
- codificação selectiva:- colocar as subcategorias sob temas principais
- interpretação

ASPECTOS PRÁTICOS NO TERRENO

Todas as discussões dos grupos de centragem foram gravadas e foram tomadas notas de campo para servir de método de apoio à recolha de dados. Foi efectuada uma análise preliminar durante todo o processo de recolha de dados. As notas de campo foram analisadas e comparadas com o áudio gravado após cada secção, permitindo o reconhecimento precoce de temas que foram aprofundados em discussões subsequentes. As discussões dos grupos de centragem foram conduzidas até um ponto de saturação, uma vez que não se obtiveram novos conhecimentos ou informações sobre a procura de cuidados e as percepções das mulheres sobre a política.

LIMITAÇÕES:

A dimensão da amostra era reduzida e os dados recolhidos a partir de amostras não são generalizáveis. No entanto, a generalização não era o principal objetivo desta secção.

CAPÍTULO 3

RESULTADOS

3.1 RESULTADOS DO OBJECTIVO ESPECÍFICO 1: REVISÃO DA LITERATURA:

Vinte e dois artigos foram incluídos nesta revisão, seleccionados entre 213 artigos inicialmente potenciais.

GRÁFICO DE FLUXO:

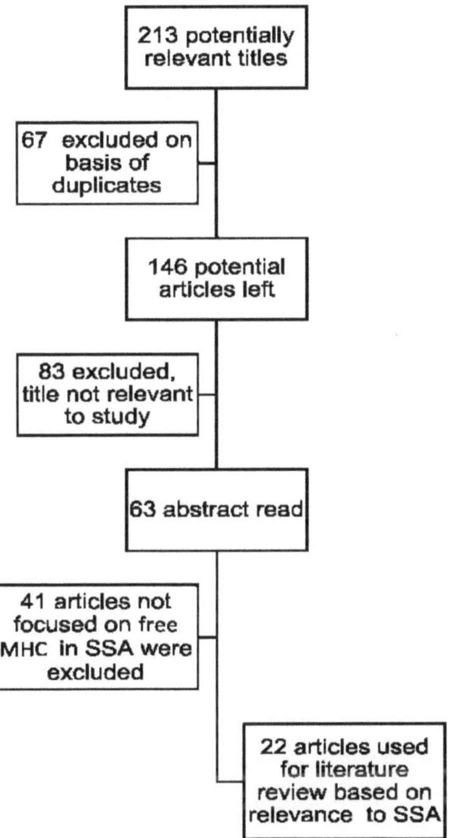

NARRATIVA DOS RESULTADOS DA PESQUISA BIBLIOGRÁFICA:

Foi efectuada uma revisão intencional da literatura (não uma revisão sistemática) para sintetizar os dados actuais sobre o efeito de uma política de isenção nos países da África Subsariana. Foram identificados onze países da África Subsariana que aplicaram políticas de isenção parcial ou total(55). Em cinco destes países, não existem avaliações substanciais. Os países analisados foram a África do Sul, o Quénia, o Burquina Faso, o Burundi, o Gana e alguns Estados da Nigéria (Kano, Anambra e Ondo).

Schneider H, et al. (2000) e Wilkinson, D. et.al. (2001) (44, 56) estudaram o impacto do MHC gratuito na África do Sul e referiram que a política de isenção total, implementada pelo governo para todas as mulheres grávidas desde a conceção até 42 dias após o parto, aumentou a utilização de ANC. No entanto, não se registou um aumento significativo do número de partos em centros de saúde.

Os obstáculos à adoção da cobertura médica gratuita foram a má atitude dos profissionais de saúde da linha da frente e os fracos sistemas de encaminhamento.

Bourbonnais (2013), Miller, N (2013) e Warren, C. et.al (2013) (57-59) estudaram o efeito da MHC gratuita recentemente implementada no Quénia e o protocolo para promover cuidados de maternidade respeitosos. Sugeriram que a política de isenção total, implementada pelo governo do Quénia para todas as mulheres grávidas, aumentou a utilização dos CPN, mas o parto e o CPP não melhoraram. Os obstáculos à utilização foram: concepções erradas sobre a qualidade dos cuidados obtidos nas instalações, barreiras geográficas e culturais, má atitude dos profissionais de saúde, infra-estruturas, equipamento e pessoal insuficientes.

A experiência do Burkina Faso foi ligeiramente diferente, conforme relatado por FEMHEALTH (2014), De Allegri, M. et. al (2011) e Belaid, L. et. al.(2012).(60-62) O governo concedeu um subsídio parcial às mulheres grávidas em geral, mas uma isenção total para as mais desfavorecidas, com cobertura dos custos de transporte dos centros de saúde para o hospital distrital.

Os efeitos observados foram o aumento da utilização dos serviços de ANC e de parto entre as mulheres pobres, que passou de 40% para 60% (2005-2010), bem como o aumento da taxa de cesarianas e da utilização de PPC. No entanto, as barreiras financeiras (custos directos e indirectos), a falta de pessoal competente, a falta de equipamento e de medicamentos, que obrigam os pacientes a comprar medicamentos nas lojas convencionais, que são caros, e um sistema de encaminhamento deficiente dissuadiram a utilização dos MHC gratuitos. Além disso, os profissionais de saúde não tinham clareza sobre a política e tinham problemas com o reembolso dos custos de transporte às mulheres.

O governo do Burundi, com algum apoio externo, concedeu uma isenção total a todas as mulheres grávidas, tal como referido pela UNICEF (2009) e pelo Banco Mundial (2012) (63, 64), o que melhorou os cuidados pré-natais em 20% e os partos em 25%. Os obstáculos comunicados foram a baixa qualidade dos cuidados e a falta de pessoal de saúde.

O Gana fornece um exemplo prático da viabilidade de uma política de MHC gratuita na África Ocidental. De acordo com Blanchet, N (2012), HERA (2013), Witter, S (2009), witter, S (2013) e Aboagye, E. et. al (2013), (13, 32, 65-67) as isenções completas para todos os serviços de saúde materna foram inicialmente fornecidas pelo governo do Gana, mas a responsabilidade pelo financiamento da política foi mais tarde transferida para o Regime Nacional de Seguro de Saúde (NHIS). Estes estudos registaram um aumento da utilização dos cuidados pré-natais, melhoraram os partos em estabelecimentos de saúde de 48,7% para 67,4% (2006-2011) e reduziram a taxa de mortalidade materna de 230 para 170/100000 nados-vivos (2007-2011). As barreiras à MHC gratuita citadas foram de ordem económica: custo de transporte, custo dos produtos solicitados às mulheres durante o parto, distância até à unidade de saúde e má qualidade dos cuidados nas unidades de saúde. As autoridades referiram que a cobertura gratuita de CMI é sustentável quando associada a um regime nacional de seguro de saúde.

A Nigéria não dispõe de uma política geral de MHC gratuito para todas as mulheres grávidas do país.

Galadanci H.S. et. al (2010) (68). Mojekwu, J. (2012), Okonofua, F (2010) (2014), Babalola, S. et. al. (2009) e Emmanuel, N.et. al (2013) (14, 18, 20, 68-70) estudaram a política de CHM gratuita patrocinada pelos governos estaduais. No entanto, as políticas de isenção na maioria dos estados não foram estudadas. As políticas não assumiram a mesma forma em todos os estados, por exemplo, nos estados de Kano e Anambra, as isenções totais foram fornecidas para todas as mulheres grávidas e pós-parto, enquanto o estado de Ondo tinha apenas isenção parcial para alguns serviços no hospital do governo. Nos estudos nigerianos, foi registado um aumento da utilização dos CPN e dos CPP, mas não se registou um aumento significativo dos partos nas unidades de saúde. As barreiras citadas foram o fraco conhecimento do serviço, as barreiras económicas (custos indirectos e custos de transporte), a barreira geográfica, a falta de medicamentos, o sistema de referência deficiente, a falta de meios de transporte durante o parto, as crenças religiosas e culturais, o baixo estatuto das mulheres na sociedade, a fraca qualidade do serviço, a falta de SBA, o fraco planeamento, monitorização e sustentabilidade dos programas.

O Africa Progress Panel (2010) e Nanda, P. (2002) (31, 55) descreveram o efeito da eliminação das taxas moderadoras para as mulheres grávidas (CMI gratuitos) na África Subsariana. Propuseram que as taxas de utilização eram regressivas e dissuadiam as mulheres de utilizar os serviços de CMI, ao passo que as isenções levavam a um aumento da utilização dos serviços de CMI, especialmente dos CPN.

3.2.1 OBJECTIVO ESPECÍFICO 2: RESULTADOS DOS DADOS DA NDHS SOBRE ANC, PRESTAÇÃO DE SERVIÇOS DE SAÚDE E TENDÊNCIAS DE UTILIZAÇÃO DE PPC (2003-2013):

TABLE 3. COMPARISON OF DHS ESTIMATES OF PERCENTAGE UPTAKE OF MHC SERVICES IN CRS 2003-2008 AND 2009-2013			
	ANC UTILIZATION (95%CI)	HEALTH FACILITY DELIVERY (95%CI)	PPC UTILISATION (0-41 days) (95%CI)
2003-2008	68 (63.1-72.8)	38.5 (34.4-42.6)	55.1 (50.1-60.4)
2009-2013	72.6 (67.7-77.1)	40.4(36.2-44.7)	69 (62.7-75.3)

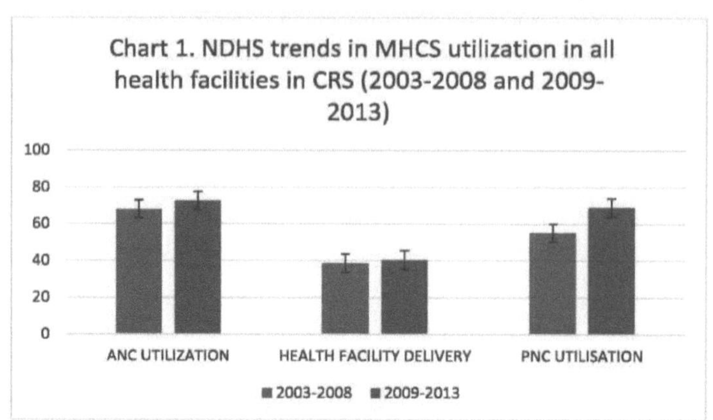

Os resultados do NDHS (2003-2013) sugerem uma fraca evidência de mudança, uma vez que os intervalos de confiança de 95% se sobrepõem, embora a estimativa pontual sugira um aumento da utilização.

3.2.2 OBJECTIVO ESPECÍFICO 2A: RESULTADOS DA AUDITORIA DE DADOS DO REGISTO DAS UNIDADES DE SAÚDE, MOH E PROJECT HOPE

Os dados obtidos nas três unidades sanitárias, quando comparados com os dados obtidos do Ministério da Saúde e do Projeto Esperança relativamente a ANC, parto nas unidades sanitárias e PPC das mesmas unidades entre setembro e dezembro de 2013, estão representados abaixo em gráficos.

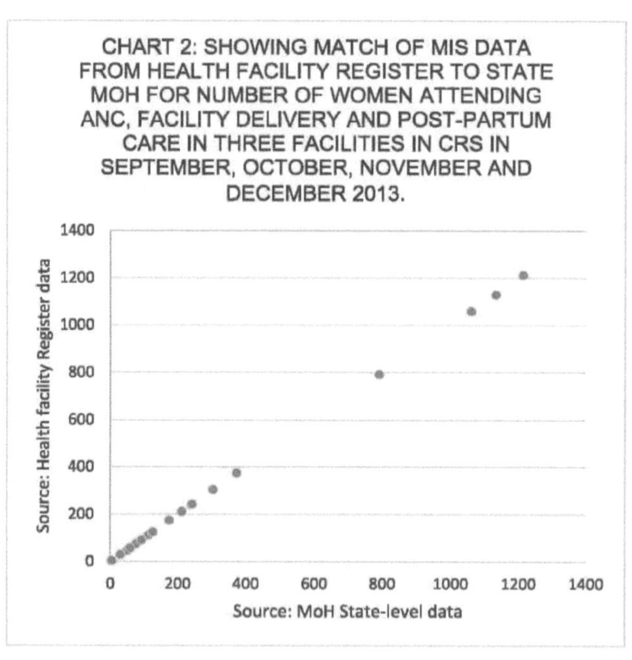

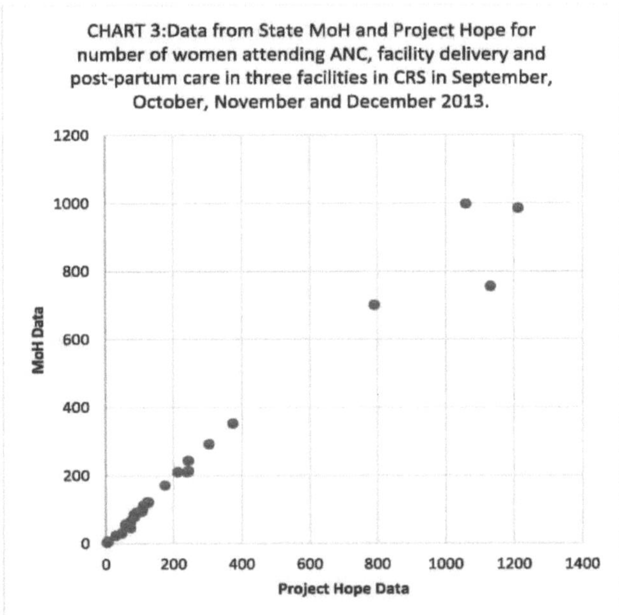

Os resultados acima mostram uma correspondência próxima e uma boa qualidade do fluxo de dados em termos de exaustividade dos relatórios dos registos das unidades de saúde para o Ministério da Saúde. No entanto, existe uma variação de cerca de 5% entre os dados do Ministério da Saúde e os do Projeto Esperança.

3.2.3 .OBJECTIVO ESPECÍFICO 2B: RESULTADOS DA ANÁLISE DOS DADOS DO MOH E DO PROJECTO HOPE

Os resultados que se seguem foram obtidos a partir do cálculo da percentagem de utilização de CPN, parto em unidades de saúde e CPP por mulheres na CRS.

TABLE 4: SHOWING CALCULATED ANNUAL TOTAL EXPECTED POPULATION IN CRS, CRUDE BIRTH RATE AND ANNUAL TOTAL EXPECTED BIRTHS IN CRS.			
	TOTAL EXPECTED ANNUAL POPULATION (USING CRS POPULATION GROWTH RATE OF 2.9)	CRUDE BIRTH RATE	TOTAL ANNUAL EXPECTED BIRTHS IN CROSS RIVER STATE
2008	3,063,214	42.2	129,268
2009	3,152,048	42.1	132,701
2010	3,243,457	41.9	135,901
2011	3,337,517	41.76	139,375
2012	3,434,305	41.5	142,524
2013	3,533,900	39	137,822

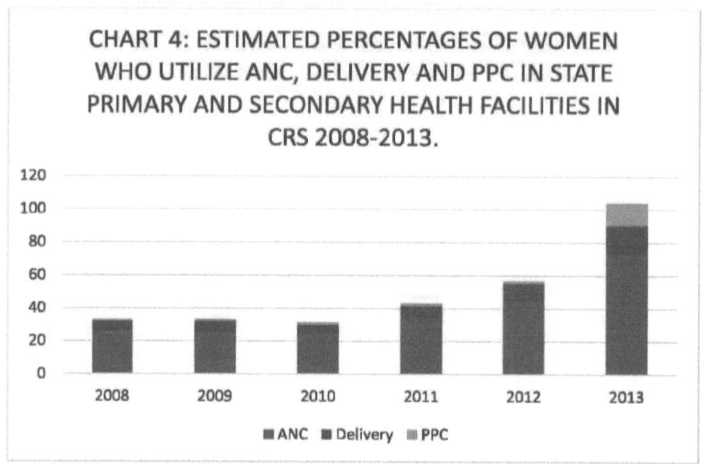

Os resultados da percentagem de mulheres que utilizam CPN na CRS de 2008 a 2013 mostram um declínio inicial na utilização de CPN de 2008 a 2010 e depois um aumento gradual de 2010 a 2012, com um aumento de 63,8% de 2012 a 2013. A tendência na percentagem de mulheres que utilizam os cuidados de parto nas unidades de saúde estatais segue a tendência dos CPN, com um aumento de 60% entre 2012 e 2013. A taxa de utilização de CPP tem sido geralmente baixa até 2013, ano em que se registou um aumento de 950%.

Os resultados mostram que o aumento do número de mulheres que acedem aos MHCS é superior à taxa de crescimento da população da CRS, que é de 2,9%, de 2010 a 2013. Uma vez que não se registaram eventos importantes que tenham provocado o aumento da população, é provável que este aumento seja um verdadeiro aumento da utilização dos cuidados de saúde materna.

3.3 OBJECTIVO ESPECÍFICO 3; RESULTADO DO FGD:

PERCEPÇÃO DOS PARTICIPANTES SOBRE O MHC GRATUITO:

Os resultados das discussões dos grupos de centragem mostraram que as mulheres de todos os grupos consideravam que tinha havido um aumento do número de mulheres que utilizavam os cuidados pré-natais, o parto e os CPP nas unidades de saúde, após a eliminação dos custos directos dos serviços de saúde materna nas unidades de saúde. Mas a taxa de utilização difere entre as zonas urbanas e rurais, bem como entre as comunidades mais próximas e as mais afastadas das unidades de saúde.

"Muitas mais pessoas vêm agora aos centros de saúde para ANC e parto porque agora é gratuito. Como pode ver, a clínica está tão cheia e tenho de esperar mais tempo, como ontem duas pessoas deram à luz aqui. Antigamente não costumava ser assim. Na verdade, está a tornar-se mais difícil ver as mulheres darem à luz em casa ou com as parteiras tradicionais". (Participante #6, clínica de ANC, zona rural)

"Os cuidados gratuitos significam muito para mim, uma vez que não é cobrado qualquer custo pelos serviços de ANC, imunização contra o tétano e serviços de parto." (Participante #3, clínica de ANC, zona rural)

Algumas mulheres sentiram que a gama de serviços disponíveis e a disponibilidade para prestar serviços aumentaram devido à gratuitidade dos CMS, porque anteriormente os cuidados que recebiam dependiam da capacidade de pagamento.

"No passado, o custo era demasiado elevado para a maior parte de nós, e podemos até ser privados de alguns medicamentos necessários ou de uma cesariana por não termos dinheiro para os pagar, mesmo que isso nos salvasse a vida. Mas agora os médicos e as parteiras não hesitam em fazer tudo o que for possível para salvar a vida, porque é grátis." (Participante #13, clínica PPC, zona urbana)

As mulheres das zonas urbanas ou as que vivem perto da cidade receberam a informação através da rádio ou da televisão, enquanto as que residem perto dos CSP foram informadas pelos agentes comunitários de saúde, pelos pregoeiros ou quando visitaram os centros de saúde para outros serviços, bem como para o registo de rotina de ANC. Outros foram informados por amigos na comunidade.

"Ouvi o governador dizer isso na televisão e foi por isso que decidi vir. Anteriormente, tive o parto na nossa igreja com a ajuda de uma enfermeira que a frequenta" (Participante n.º 19, clínica de CPN, zona urbana)

"Esta é a primeira vez que venho ao centro de saúde para o ANC, fui orientada pela minha amiga a vir aqui. Ela disse que tinha dado à luz aqui e que não lhe tinham cobrado dinheiro". (Participante n.º 2, clínica de CPN, zona rural)

No entanto, algumas das mulheres não faziam ideia da existência de MHC gratuitos, especialmente as que vivem em zonas mais remotas.

"Não sabia que havia tratamento gratuito no centro de saúde, se não houvesse eu teria ido. Pensei no dinheiro que iria gastar no centro de saúde, como não tinha, decidi fazer o parto aqui na casa das parteiras tradicionais, onde é gratuito." (Participante # 25, casa da parteira tradicional, zona rural).

RAZÕES PARA O AUMENTO DA ADOPÇÃO DE ANC:

ECONÓMICO:

Os participantes pensavam que mais mulheres utilizavam uma gama mais alargada de serviços de ANC após a política de remoção de custos. Elas próprias tinham tido acesso a imunização gratuita contra o tétano, testes laboratoriais gratuitos, hematínicos e outros medicamentos durante este período. As complicações foram identificadas precocemente e o encaminhamento correto foi dado a tempo e de forma gratuita. As mulheres reconhecem igualmente que esta gama de cuidados beneficiará também os seus bebés.

"Estou contente por a maior parte das mulheres da nossa comunidade poderem agora receber gratuitamente medicamentos, análises laboratoriais e injecções contra o tétano que

protegerão os seus bebés mais tarde. Hoje deram-me estes medicamentos de graça".
(Participante n.º 1, clínica de CPN, zona rural)

OUTROS FACTORES:

As mulheres sugeriram que o aumento da utilização de ANC foi influenciado por outros factores, para além da remoção dos custos. Estes incluem as campanhas de VIH/SIDA nas comunidades que encorajam as mulheres grávidas a fazer o teste nas unidades sanitárias durante a gravidez, a campanha Roll Back Malaria que distribui mosquiteiros gratuitos através das unidades sanitárias, a perceção de perigo das mulheres durante a gravidez ou o conhecimento de complicações na sua gravidez anterior que poderiam ter sido evitadas através dos CPN. É interessante notar que a utilização dos serviços de CPN também aumentou devido às referências das parteiras tradicionais em algumas comunidades, uma vez que estas encaminham as suas clientes para as unidades de saúde para serem vacinadas.

"A principal razão pela qual alguns de nós vêm aqui, apesar da atitude dura dos enfermeiros, é para obter mosquiteiros gratuitos, vacinas gratuitas e fazer testes de VIH gratuitos".
(Participante # 4, clínica de ANC, zona rural)

RAZÕES PARA UMA MAIOR UTILIZAÇÃO DOS SERVIÇOS DE PRESTAÇÃO DE SERVIÇOS DAS UNIDADES DE SAÚDE:

ECONÓMICO:

A principal razão indicada por algumas mulheres de todos os grupos para dar à luz na unidade de saúde foi a redução dos custos do parto. Outras sentiram que deviam aproveitar os serviços gratuitos e experimentar o parto numa unidade de saúde.

"Quando vim fazer o parto aqui (unidade de saúde) não me cobraram dinheiro nenhum e isso deixou-me contente, pois pensava que toda a gratuitidade era uma mentira."
(Participante # 34, clínica de ANC, zona rural)

OUTRAS RAZÕES PARA DAR À LUZ NUMA UNIDADE DE SAÚDE:

Outras razões para o parto nas unidades de saúde são a perceção das mulheres de uma melhor qualidade dos cuidados, a atitude amável de alguns TBA e a confiança no TBA para lidar com qualquer complicação que possa surgir nelas ou nos seus bebés durante o parto. A experiência passada de complicações, como hemorragia pós-parto grave durante o parto com a parteira tradicional, e a insatisfação com a qualidade dos serviços prestados por algumas parteiras tradicionais desempenham um papel importante.

"Algumas de nós preferem o parto na unidade de saúde à TBA, como no meu caso, quando quero dar à luz, se não me derem gota a gota (líquido intravenoso) não terei energia para empurrar o bebé para fora. Além disso, a nossa nova enfermeira é muito simpática e atenciosa e consegue fazer-nos rir durante o parto. (Participante #12, clínica PPC, zona rural)

"Dei à luz a criança anterior a esta em casa com a ajuda de uma parteira tradicional, mas quase morri devido a uma hemorragia grave. De facto, no final, fui levada para o hospital e deram-me sangue, e foi assim que sobrevivi." (Participante # 9, clínica PPC, zona rural)

RAZÕES PARA AUMENTAR A UTILIZAÇÃO DO PPC:

ECONÓMICA:

Poucas mulheres utilizam os serviços de CPP pelo facto de serem gratuitos. Na sua maioria, a utilização de PPC é uma extensão de outros serviços de saúde.

"Uma vez que os serviços do PPC são gratuitos e eu tenho dinheiro para me transportar facilmente até aqui, porque não?" (Participante# 15, clínica PPC, zona urbana)

OUTROS MOTIVOS:

A maioria das mulheres utiliza o PPC quando vai vacinar os seus filhos. Algumas utilizam o PPC apenas quando surgem complicações nelas ou nos seus filhos após o parto. Outras vão ao PPC para poderem registar os seus filhos menores de cinco anos para receberem cuidados de saúde gratuitos.

"Sinto que não há razão para vir, a não ser que venha vacinar o meu filho, registar a criança para receber cuidados de saúde gratuitos ou se estiver doente ou se o meu bebé estiver doente, então posso vir"

BARREIRAS À UTILIZAÇÃO DE ANC, DELIVERY CARE E PPC NUM PROGRAMA FMHC:

De um modo geral, a maioria das mulheres de todos os grupos considerou que a unidade de saúde é o local ideal para uma mulher grávida ou no pós-parto, mas, pragmaticamente, existem várias barreiras à sua utilização.

As barreiras aos CPN fortemente sugeridas pelas mulheres em vários grupos foram os custos indirectos, as taxas informais (abaixo da mesa), a distância até à unidade de saúde e a má qualidade dos cuidados recebidos na unidade de saúde.

Os custos indirectos mencionados são o custo do transporte e o custo da compra de medicamentos ao vendedor local durante a falta de medicamentos na unidade de saúde. Algumas mulheres também manifestaram a sua preocupação com as taxas informais ("por baixo da mesa") que lhes são cobradas nalgumas unidades de saúde por testes laboratoriais, medicamentos, consultas de ANC e registo.

"Disseram-nos na comunidade que devíamos ir ao centro de saúde porque agora o tratamento é gratuito. Vim e registei-me, mas semanas mais tarde, uma enfermeira pediu-me para pagar 500 nairas (£2), eu disse-lhe que não tinha e ela recusou-se a atender-me." (Participante n.º 36, clínica de CPN, zona rural)

"O centro de saúde fica longe daqui e eu não tenho transporte para lá ir muitas vezes para o ANC. Às vezes, mesmo que consigamos lá chegar, eles passam-nos a receita para comprarmos na farmácia local, que não é fiável e não temos dinheiro para comprar." (Participante # 29, casa TBA, zona rural)

A perceção da qualidade dos cuidados de saúde diminuiu, uma vez que os profissionais de saúde passam menos tempo com as mulheres para poderem atender o grande número de mulheres numa clínica. Há também um problema de falta de medicamentos na maioria das vezes (hematínicos ou antipalúdicos indisponíveis). Algumas mulheres têm uma fraca perceção da qualidade dos medicamentos disponíveis durante o ANC.

"Atualmente, as enfermeiras não têm tempo para nos ouvir, é só pressa e pressa" (Participante n.º 24, clínica de CPN, zona urbana)

"Prefiro mesmo comprar os meus medicamentos fora da farmácia, porque os medicamentos que nos são dados gratuitamente aqui já não são tão bons como antigamente. Agora, tudo parece ser de menor qualidade." (Participante n.º 20, clínica de cuidados de saúde primários, zona urbana)

O principal obstáculo à utilização dos serviços de parto, tal como foi fortemente sugerido em todos os grupos, foi o custo indireto dos requisitos para o parto. Outros obstáculos foram as taxas informais cobradas na unidade de saúde, a atitude pouco amigável do SBA, a má qualidade dos serviços na unidade de saúde, as barreiras geográficas, religiosas e culturais.

Em todas as discussões dos grupos de centragem, as mulheres sugeriram fortemente que o custo dos artigos necessários para o parto, não cobertos pelo MHC gratuito, era uma barreira importante para a utilização das instalações de saúde para o parto. Estes artigos, que custam 2.850 nairas (£10) ou mais, são obrigatórios para a realização do parto numa unidade sanitária.

" Se quiser dar à luz no hospital, as enfermeiras dão-lhe uma lista muito longa que inclui sabão, lâmina de barbear, fio para atar o cordão ou braçadeira de cordão, querosene para a lanterna no caso de não haver eletricidade, óleo de amendoim, lixívia, aguardente, pensos higiénicos, detergente, desinfetante para toalhas de mão, entre outros. Onde é que se vai arranjar o dinheiro para comprar tudo isto? E se vieres sem eles, eles mandam-te de volta com insultos. É por isso que, quando fazemos ANC aqui, vamos fazer o parto com a TBA" (Participante nº 34, clínica de ANC, zona rural)

Os profissionais de saúde também recolhem dinheiro informalmente para medicamentos durante o parto, injecções obstétricas de emergência e, por vezes, para serviços.

"Estava a sangrar depois do parto e pediram ao meu marido para pagar 500 nairas (£2) antes de me poderem dar a injeção para parar a hemorragia". (Participante n.º 39, clínica PPC, zona rural)

Outra barreira destacada foi a atitude pouco amigável dos SBA, especialmente quando uma mulher vai à unidade de saúde em trabalho de parto. As mulheres queixaram-se de que, em vez de as encorajarem e mimarem, gritam com elas ou tratam-nas com dureza. Elas relataram que o tratamento rude é pior quando não se tem o equipamento completo para o parto. Também estendem estes tratamentos duros aos familiares da paciente que possam querer ajudar.

"As enfermeiras do centro de saúde não são nada simpáticas, gritaram comigo e bateram-me no colo enquanto eu tentava fazer sair o bebé. Nem sequer a deixam ficar numa posição confortável, restringindo-a à cama, nem deixam os seus familiares apoiá-la durante o trabalho de parto e depois do parto. É por essa razão que algumas das minhas amigas não dão à luz na unidade de saúde, porque me avisaram." (Participante # 40, clínica PPC, zona rural)

"Se uma mulher é teimosa e não coopera durante o trabalho de parto, as enfermeiras são duras e batem-lhe, o que nos afasta." (Participante # 38, clínica PPC, zona rural)

As mulheres consideram que algumas unidades sanitárias, especialmente nas aldeias, têm frequentes rupturas de stock de medicamentos, equipamento inadequado e não dispõem de medicamentos de emergência. Referiram que, por vezes, um TBA pode ser chamado para fazer o parto nos PHC se o SBA não estiver disponível e que, nalguns estabelecimentos de saúde, não há lugares para os familiares das pacientes esperarem.

"Prefiro pagar o meu caminho para o hospital maior quando estou em trabalho de parto, porque aqui não têm nada de bom para usar em caso de complicação. Estão sempre a queixar-se de que não há medicamentos". (Participante # 37, clínica ANC, zona rural)

Um ponto desviante numa das discussões dos grupos de centragem foi a falta de confiança no SBA, pois receiam que os seus bebés possam ser trocados ou roubados e que lhes seja dado um bebé morto em substituição.

"Tenho medo porque o SBA pode trocar o meu bebé ou roubar o bebé quando dou à luz e dar-me um bebé morto, dizendo que o meu bebé morreu. Ouço muitas dessas histórias e fico preocupada" (Participante nº 24, ANC, zona urbana)

A distância foi um obstáculo, pois as mulheres disseram que a unidade de saúde é demasiado longe e que, se o parto ocorrer subitamente, especialmente à noite, não têm meios de chegar à unidade de saúde, pelo que chamam um TBA para as ajudar em casa.

"A maior parte de nós sabe que a unidade sanitária é o local ideal para o parto, mas se o trabalho de parto nos agarrar, especialmente à noite, e o bebé já estiver a sair, temos de chamar rapidamente a parteira tradicional para fazer o parto em casa." (Participante # 26, TBA em casa, zona rural)

"Tentei ir ao hospital para dar à luz, mas a distância era grande. No caminho, já não conseguia segurar o bebé, por isso tiveram de pôr folhas no chão e chamar a parteira tradicional para me ajudar" (Participante nº 27, casa da parteira tradicional, zona rural)

Algumas mulheres sentem que, apesar dos CMI gratuitos e mesmo que tudo estivesse completamente funcional no programa de CMI gratuito, algumas mulheres, por razões religiosas e culturais, continuarão a recorrer às igrejas, às parteiras tradicionais ou a fazer o parto em casa.

"Mesmo que o governo faça tudo, nem toda a gente gosta de dar à luz nas unidades de saúde, algumas continuam a ir à igreja porque o pastor assim o disse, e têm muita fé que Deus as ajudará a ter um parto seguro lá, enquanto outras vão à TBA ou ficam em casa porque as suas mães fizeram o mesmo." (Participante #11, clínica PPC, zona rural)

"A minha mãe deu à luz aqui, a minha avó também deu à luz com o TBA, por isso é que estou aqui. Afinal de contas, não lhes aconteceu nada" (Participante nº 28, casa da parteira tradicional, zona rural)

O obstáculo à utilização de CPP foi a perceção da necessidade, tal como expresso pelas mulheres na maioria das discussões dos grupos de centragem. Elas achavam que não precisavam de CPP porque não havia nada de errado com elas ou com os seus bebés após o parto.

"Se uma mulher não tem problemas depois do parto, porque é que precisa de fazer um exame pós-natal?" (Participante n.º 14, clínica PPC, zona urbana)

RAZÕES PARA A UTILIZAÇÃO DA TBA APESAR DO MHC GRATUITO

ECONÓMICO: 60% das mulheres de vários grupos sugeriram os custos indirectos e ocultos como a principal razão pela qual preferem recorrer ao TBA. Sublinharam que, mesmo que os serviços sejam gratuitos, os artigos necessários para o parto estão fora do seu alcance.

"Essa lista é demasiado cara, a maioria de nós não tem e é pior para as raparigas mais novas que não têm marido nem ninguém que as apoie, mas que engravidaram por engano. Basta recorrer às TBA que não cobram nada. Depois, podem dar sabão ou frango como agradecimento". (Participante nº 30, casa da parteira tradicional, zona rural)

ERROS DE CONCEPÇÃO, BARREIRAS GEOGRÁFICAS, EXPERIÊNCIA E CONFIANÇA NAS TBAs:

Outras razões apresentadas pelas mulheres para recorrerem às parteiras tradicionais são: a falta de meios de transporte durante a noite, a perceção de que não há riscos associados à gravidez, a ideia errada de que as parteiras tradicionais são mais experientes e podem lidar melhor com complicações como a hemorragia pós-parto. Além disso, as mulheres sentem que as parteiras tradicionais as mimam e cuidam delas psicologicamente melhor durante o trabalho de parto do que as parteiras tradicionais. Além disso, os membros da família podem acompanhá-las e dar-lhes apoio. Além disso, algumas mulheres confiam no TBA para as encaminhar para um centro de saúde se o trabalho de parto se complicar.

"Esta nossa mãe aqui (TBA) dá à luz os nossos filhos há mais de 35 anos, por isso sabe como lidar com qualquer tipo de problema que possa surgir durante o parto. Além disso, ela deixa-nos ficar como quisermos e massaja-nos as costas quando sentimos dores." (Participante # 31, casa TBA, zona rural)

"A minha parteira disse-me para vir aqui para receber vacinas e outras coisas gratuitas, mas eu vou fazer o parto com a parteira porque ela tem mais experiência." (Participante # 32, clínica de ANC, zona rural)

CAPÍTULO 4

DISCUSSÃO:

A criação de novas políticas segue-se frequentemente à mudança de governo, uma vez que os novos líderes apresentam políticas grandiosas a partir das suas promessas de campanha. A preocupação e o desafio continuam a ser a implementação e a sustentabilidade dessas políticas.(23, 71) A política de MHC gratuito a favor dos pobres na CRS surgiu na sequência de uma janela de oportunidade em 2007 com a eleição do Senador Lyiel Imoke como governador. Este governo tem a visão e a missão de melhorar a saúde materna no estado, fornecendo MHC gratuitos, mas, tal como no caso do Quénia, a implementação e a cobertura têm sido fracas(57, 58). No entanto, para garantir uma implementação adequada desta política, é necessário um maior empenhamento do que aquele que tem sido demonstrado.

Atualmente, o MHC gratuito continua a ser uma política financiada pelo governo dos CRS e não um regime de seguro de saúde. A política ainda não foi promulgada em lei. Por conseguinte, a sustentabilidade desta política, especialmente quando um novo governo assumir o poder em 2015, não é certa. No Gana, a política de CMS gratuitos foi institucionalizada e a sua sustentabilidade está fortemente ligada ao NHIS (32, 66). Além disso, o impacto dos CMS gratuitos nos CRS ainda tem de ser avaliado a longo prazo, uma vez que as mudanças a curto prazo podem não ser sustentáveis a longo prazo.

Os resultados do trabalho quantitativo e qualitativo mostram um aumento do número de mulheres que utilizam as instalações de saúde para os seus cuidados. Este facto é semelhante aos relatórios de estudos realizados na África do Sul, no Gana e no Burundi (44, 63). No entanto, o aumento da utilização dos serviços não pode ser atribuído exclusivamente à redução dos custos. Para estudar a causalidade, seria necessário um ensaio de controlo aleatório.

Para além do custo, vários outros factores afectam os comportamentos de procura de cuidados de saúde que podem aumentar ou diminuir a utilização. De acordo com o modelo comportamental de Andersen(9), estes factores podem ser factores predisponentes (características de um indivíduo; idade, sexo, paridade, habilitações literárias, estatuto na sociedade, ocupação, etc.), factores facilitadores (recursos disponíveis para ajudar a utilização dos serviços de saúde; financiamento para custos directos e indirectos, disponibilidade de instalações e pessoal de saúde, bem como distância até às instalações de saúde) ou factores baseados na necessidade (perceção de um indivíduo da necessidade de utilizar MHOS que pode basear-se na experiência anterior, na necessidade auto-relatada ou no conselho de um profissional de saúde). A partir deste modelo, é óbvio que a remoção de custos na CRS aborda apenas uma parte do fator facilitador. Outros factores terão de ser considerados para que se verifique um aumento da utilização dos serviços de cuidados de saúde materna na CRS.

Existe o risco de que, se a cobertura aumentar substancialmente, o sistema de saúde atual não esteja em condições de satisfazer a procura. Para que a política de cobertura gratuita de CMH seja eficaz, todos os elementos constitutivos do sistema de saúde da OMS devem ser melhorados(8,

72). A força de saúde da CRS é inadequada, uma vez que 0,8 médicos e parteiras/1000 mulheres em idade reprodutiva, em comparação com o limiar da OMS de 2,28 médicos e enfermeiros/parteiras por 1000 habitantes(73), são insuficientes para responder às necessidades em matéria de saúde materna.(23) É necessário formar e empregar mais profissionais de saúde na força de trabalho estatal no domínio da saúde, e os salários destes profissionais devem ser actualizados de forma a corresponderem aos dos seus homólogos nas instituições federais de saúde, de modo a atrair mais profissionais de saúde para poderem fazer face ao aumento do número de mulheres que utilizam a cobertura materna gratuita.

A prestação de serviços do sistema de saúde é de baixa qualidade, segundo a perceção das mulheres. O sector da saúde recebe menos de 15% do orçamento do Estado recomendado pela WH0(8), o que não é suficiente para sustentar a execução do programa. Há rupturas de stock de medicamentos e equipamento, o que aumenta os custos indirectos para as mulheres que acedem aos cuidados.

A disseminação de informação sobre saúde materna, tal como sugerido pelas mulheres nas discussões dos grupos de centragem, está a começar a ganhar ímpeto e deve ser canalizada através de escolas, reuniões de aldeia, organizações religiosas e lares espirituais, uma vez que a sua influência tem muito efeito na procura de cuidados.

A melhoria da saúde materna exige um conjunto de cuidados contínuos que transcendem mesmo os cuidados com o recém-nascido. Canalizar a intervenção exclusivamente para os serviços de saúde materna pode retirar a atenção de outros serviços de saúde que podem afetar direta ou indiretamente a saúde de uma mulher. Por exemplo, se a malária não for adequadamente controlada na comunidade, pode afetar a saúde das mulheres grávidas na comunidade, mesmo que estas utilizem MHC gratuitos. Isto pode resultar em maus resultados para a mãe e a criança.

AUDITORIA DE DADOS:

Uma auditoria aos dados de utilização dos serviços de saúde materna gratuitos do registo das unidades de saúde, do Ministério da Saúde e do Projeto Esperança, mostrou que o Projeto Esperança não dispunha de dados fiáveis de 2009 a 2011. Isto pode dever-se a uma fraca recolha de dados no início do programa, uma vez que não foram recolhidos dados de base no início. Os dados do Projeto Esperança entre 2012 e 2013 mostram uma ligeira variação em relação aos dados obtidos no registo da unidade de saúde e no Ministério da Saúde. As razões para isto, sugeridas pelo coordenador do Projeto Esperança e pelo pessoal das unidades sanitárias, é que poucas mulheres ainda não se registaram nas unidades sanitárias para receber o MHC gratuito e, como tal, os dados sobre a sua utilização não estão reflectidos nos dados do Projeto Esperança.

EFEITO DO MHC LIVRE NA UTILIZAÇÃO DE ANC:

Os resultados quantitativos do MISAU mostraram uma redução inicial na percentagem de mulheres que utilizaram ANC de 2008 a 2010. Isto pode ser atribuído à lenta implementação do programa, com taxas de utilização ainda cobradas em algumas unidades de saúde. As taxas moderadoras, como sugerido por Nanda (2002)(40), reduzem a utilização dos serviços de saúde, especialmente entre as mulheres, que, na maioria das vezes, têm menos poder na sociedade. Além disso, algumas mulheres, especialmente nas zonas remotas, ainda não têm conhecimento da nova política, pelo que a utilização pode continuar a ser baixa, mesmo nos centros que iniciaram a implementação. Depois de 2010, tem havido um aumento constante na percentagem de mulheres que utilizam ANC, com valores a subir de 45,1% (2012) para 73,9% (2013).

O estudo qualitativo mostrou igualmente que as mulheres percepcionaram um aumento na utilização de MHC gratuitos, uma vez que as clínicas estão cheias, o que elas acreditam dever-se principalmente à política de remoção de custos. Outras razões para a perceção do aumento do número de mulheres que utilizam os CPN podem dever-se ao aumento da divulgação de informação sobre CPM gratuitos nas comunidades nos últimos dois anos, a outros serviços de promoção da saúde nas comunidades que incentivam as mulheres a visitar os centros de saúde para beneficiarem de serviços gratuitos como o aconselhamento/teste do VIH/SIDA e mosquiteiros gratuitos para mulheres grávidas.

Além disso, as mulheres das comunidades tomaram consciência da necessidade de se vacinarem contra o toxoide tetânico durante os períodos de ANC para protegerem os seus bebés do tétano. Esta tem sido uma razão convincente para que algumas delas utilizem o ANC. Curiosamente, as parteiras tradicionais das comunidades desempenharam um papel importante no aumento da frequência dos CPN. Algumas parteiras tradicionais participaram em workshops e secções de formação organizadas pelo governo estatal, apelando à sua colaboração para tornar a maternidade mais segura. Na sequência disto, encorajam as suas clientes a frequentar os CPN nas unidades de saúde para terem acesso a imunização gratuita, mosquiteiros e hematínicos gratuitos.

De um modo geral, desde que um governo democrático assumiu o poder em 1999, registou-se uma melhoria do nível de vida das mulheres no estado. Outros estudos sugerem que o nível de vida tem um impacto na utilização dos cuidados de saúde, uma vez que é mais provável que as pessoas utilizem os CPN com um melhor estatuto socioeconómico e educação(28, 31, 38). Além disso, o aumento pode dever-se ao acaso ou a uma tendência habitual na utilização dos CPN que pode ser observada se a frequência dos CPN for estudada durante um período mais longo no estado.

No entanto, as mulheres sentiram que a qualidade dos serviços obtidos nas clínicas de cuidados pré-natais diminuiu, uma vez que os profissionais de saúde passam menos tempo com elas, e as instalações de saúde têm incessantes rupturas de stock de medicamentos e equipamento de saúde. Esta situação é semelhante à registada no Burkina Faso, no Burundi e no Gana(63, 65). O menor tempo despendido com cada mulher pode dever-se ao número limitado de profissionais de saúde disponíveis para fazer face ao aumento da clientela e as rupturas de stock devem-se a um financiamento deficiente ou a um sistema de distribuição deficiente que impede que os produtos cheguem às unidades de saúde a tempo. Também reflecte um planeamento e uma execução deficientes, uma vez que estes medicamentos ou consumíveis poderiam ter sido armazenados muito antes de se esgotarem.

Outras barreiras aos CPN identificadas pelas mulheres nas discussões dos grupos de centragem foram a falta de conhecimento sobre os serviços de saúde gratuitos, especialmente para as mulheres que vivem em zonas remotas, as taxas informais, a distância até às unidades de saúde e a má atitude dos profissionais de saúde para com as mulheres que frequentam os CPN. Estas lacunas têm de ser resolvidas em breve para aumentar os CPN ou os ganhos obtidos ao longo dos anos poderão começar a diminuir.

EFEITO DO MHC GRATUITO NO PARTO EM UNIDADES DE SAÚDE ESTATAIS NA CRS:

Os resultados quantitativos da percentagem de mulheres que utilizam a unidade de saúde para o parto seguem um padrão semelhante ao do ANC, exceto no que diz respeito a um pequeno aumento em 2009, seguido de uma queda na frequência em 2010 e um aumento subsequente para 16,8% em 2013. No entanto, os números são pequenos quando comparados com a frequência dos CPN. É o caso da África do Sul e do Quénia (44, 57). Isto exige que se preste mais atenção a este aspeto dos serviços de CMS, uma vez que, numa situação ideal, o aumento da utilização dos CPN deveria aumentar as hipóteses de um parto num estabelecimento de saúde (6, 14, 74).

As razões para o aumento do número de partos nas unidades de saúde devem-se principalmente à redução dos custos, uma vez que uma mulher gastava anteriormente, em média, 5000 nairas (20 libras) para um parto vaginal e 18000 nairas (75 libras) para uma cesariana(23). Estes custos não são acessíveis para a maioria das mulheres, especialmente as que vivem nas aldeias. Outras razões para o aumento do número de partos nas unidades de saúde, para além da redução dos custos, podem dever-se ao aumento da cobertura da implementação de CMI gratuitos no estado, ao aumento da divulgação de informação sobre CMI gratuitos e ao aumento das campanhas sobre o VIH no estado, que encorajam as mulheres seropositivas a dar à luz nas unidades de saúde, para evitar a transmissão de mãe para filho.

O aspeto qualitativo destacou as razões sugeridas pelas mulheres nas discussões dos grupos de centragem sobre as razões que as levariam a utilizar ou não os serviços de prestação de serviços das unidades de saúde. As mulheres sentiram fortemente que o aumento da utilização estava relacionado com a redução dos custos. Outras razões foram os melhores cuidados recebidos na unidade de saúde, especialmente quando a mulher antecipa o perigo ou teve uma má experiência de parto no passado.

No entanto, outras questões, como se verificou no caso do Quénia, Burkina Faso e Gana (32, 57-60, 62), dissuadiram-nas de utilizar os serviços de distribuição baseados nas unidades sanitárias. 70% dos grupos sugeriram fortemente que o custo dos materiais necessários para uma entrega num centro de saúde é um grande impedimento. Outros obstáculos foram a falta de informação sobre MHC gratuitos em áreas remotas, a má qualidade do serviço nas instalações de saúde (eletricidade instável, falta de água nas instalações e equipamento inadequado para o parto) e o tratamento duro dado às mulheres pelo SBA quando vêm dar à luz.

A influência religiosa e cultural dos seus líderes espirituais e da família também desempenha um papel importante na dissuasão das mulheres.

EFEITO DO MHC GRATUITO NA FREQUÊNCIA DE CUIDADOS PÓS-PARTO NAS UNIDADES

DE SAÚDE DO ESTADO

A utilização dos cuidados pós-parto, tal como em todos os países incluídos na nossa revisão da literatura, tem sido fraca em comparação com os CPN e os serviços de saúde. Os resultados quantitativos revelam uma menor adesão, que tem vindo a aumentar gradualmente nos últimos dois anos. As razões para este aumento podem dever-se ao aumento da cobertura da implementação do CPP no estado e à melhoria da divulgação de informações sobre a importância do CPP no estado, podendo também estar relacionado com a introdução da nova vacina penta3 para crianças, que atrai as mães e lhes dá a oportunidade de frequentar o CPP e a clínica de imunização numa única visita à unidade de saúde.

Tal como noutros países analisados, a perceção da necessidade por parte das mulheres é um grande impedimento à utilização de CPP. As participantes das discussões dos grupos de centragem consideram que, se não tiverem complicações no período pós-parto, a CPP não é necessária. Outras barreiras sugeridas nas discussões dos grupos de centragem são o custo indireto do transporte para a unidade de saúde para a realização de CPP, o facto de as mulheres que recorrem aos serviços de TBA para o parto terem aí o seu CPP, enquanto as práticas culturais de recorrer aos cuidados das suas mães ou de qualquer mulher idosa com experiência na família também impedem a utilização de CPP.

4.1 LIMITAÇÃO DO ESTUDO:

O estudo só pode inferir a associação entre a exposição (MHC livre) e o resultado (aumento da utilização de MHCS), mas não a causalidade. Além disso, as alterações observadas podem dever-se ao acaso, à melhoria da qualidade de vida, ao nível de educação das mulheres ou à economia em geral. Serão necessários mais estudos para assumir a causalidade entre o MHC gratuito e o aumento da utilização.

4.2 CONCLUSÃO:

De um modo geral, como se pode ver no modelo de procura de saúde de Andersen, as razões para a utilização dos SSM, mesmo no âmbito de uma política de redução dos custos, são multifactoriais. Além disso, a mudança de comportamento na cultura relativa à utilização dos serviços de saúde leva tempo e exige muitos esforços coordenados por parte do governo, da comunidade, da família e da mulher. A supressão das taxas não é suficiente. Por conseguinte, para além da supressão das taxas, o governo deve empenhar-se em resolver outros factores de dissuasão, de modo a aumentar o número de utilizações dos serviços de saúde materna, o que deverá resultar numa melhoria da saúde materna na CRS.

4.3 RECOMENDAÇÕES:

A NÍVEL DO GOVERNO DA CRS:
- A melhoria da saúde materna exige um grande empenhamento num processo contínuo de cuidados que começa no dia em que nasce a criança do sexo feminino. Como tal, é

necessária uma forte vontade política e um maior apoio financeiro nos CRS para melhorar a saúde materna.

* O governo deve garantir que esta política útil seja transformada em lei. Desta forma, a sustentabilidade deste programa é assegurada mesmo quando um novo governo tomar posse em 2015 e posteriormente.

* Deveria ter sido efectuada uma avaliação e dados de base adequados sobre a saúde materna antes do início deste programa. Uma vez que isso não foi feito, deve ser efectuada imediatamente uma avaliação provisória sólida para fornecer bases de comparação e acompanhar os progressos do programa.

* Para este programa, bem como para outros programas no futuro, deve ser feito um estudo de custos, para ajudar o governo a compreender as implicações de custos da política e a planear adequadamente. Além disso, deve ser efectuada uma avaliação da relação custo-eficácia para comparar esta intervenção com outras intervenções destinadas a melhorar a saúde materna. Isto orientará os decisores políticos nas suas decisões.

* É necessário um financiamento adequado do sector da saúde. O governo deve afetar 15% do orçamento total do Estado ao sector da saúde. Além disso, é necessário aumentar a afetação de verbas à saúde materna e infantil para garantir a sustentabilidade deste programa. Estes fundos podem ser obtidos através do reforço do sistema fiscal, da introdução de um regime de seguro de saúde a nível comunitário e estatal (como no caso do NHIS do Gana, que tornou o programa sustentável), bem como da obtenção de fundos de doadores externos.

* O governo deve levar a cabo um planeamento realista e pragmático, a implementação e a monitorização e avaliação regulares do programa para detetar onde são necessários melhoramentos e ajustamentos. Devem ser criados mecanismos adequados de auditoria/controlo dos custos para evitar o desperdício, assegurar a sustentabilidade do programa e evitar encargos informais para os doentes.

IMPLEMENTAÇÃO:

* É fundamental uma intensa divulgação de informações sobre o MHC gratuito em todo o Estado. As mulheres devem ser informadas sobre os benefícios e a forma como podem aceder aos serviços. Esta informação deve ser canalizada através das suas reuniões sociais, religiosas e tradicionais, bem como através dos meios de comunicação social.

* O CRS precisa de aumentar a sua força de trabalho no sector da saúde para fazer face ao aumento da utilização das unidades de saúde materna. Isto pode ser conseguido através da formação de mais médicos que, no final da sua formação, devem assinar um vínculo com o Estado para trabalharem nas unidades de saúde estatais.

- O governo precisa de criar mais escolas de enfermagem e de obstetrícia para formar mais enfermeiros que serão igualmente obrigados por um vínculo a trabalhar para o Estado. Outras faculdades envolvidas na formação de profissionais de saúde no Estado, como a faculdade de tecnologia da saúde, devem ser promovidas para formar mais profissionais de saúde.
- Os profissionais de saúde devem ser formados e incentivados a melhorar as atitudes em relação às mulheres, especialmente durante o parto.
- A qualidade dos cuidados prestados em todas as unidades de saúde do Estado deve ser melhorada e controlada.
- Alguns jovens TBAs também podem ser formalmente treinados e cooptados para a força de trabalho da saúde como trabalhadores de extensão da saúde comunitária. Para além da formação, os profissionais de saúde devem ser incentivados através de salários mais altos, incentivos monetários, promoções e prémios pelos seus esforços. Estes incentivos atrairão outros profissionais de saúde para o sector, motivando-os a prestar serviços de qualidade e desencorajando os encargos informais e a corrupção no sector.
- Devem ser construídas mais instalações de saúde, especialmente em zonas remotas, e as instalações existentes devem ser adequadamente equipadas para responder às necessidades das mães e melhorar a qualidade dos serviços de maternidade. A distribuição adequada de medicamentos e de consumíveis deve ser assegurada e controlada, a fim de evitar rupturas de stock de medicamentos e de consumíveis. As instalações devem também ser financiadas para suportar os custos operacionais diários, evitando assim encargos informais para as mulheres. Deve ser fornecida eletricidade constante nestas instalações, especialmente à noite, através da energia solar ou de outros meios, bem como um abastecimento de água constante para garantir uma higiene óptima e uma boa qualidade dos cuidados prestados às mulheres que entram em trabalho de parto.
- A isenção deve resolver alguns dos obstáculos aos custos indirectos. Devem ser fornecidos às parturientes pacotes de parto contendo todos os requisitos para o parto e deve ser fornecido transporte para os casos referenciados. O Governo pode considerar a possibilidade de reembolsar o transporte das mulheres provenientes de zonas muito remotas, mas tal deve ser feito com cautela para evitar incentivos perversos.
- As unidades de saúde devem dispor de áreas de espera para que os familiares das pacientes possam ficar enquanto prestam o apoio necessário às mulheres durante o parto.
- Deve ser prestado um apoio mais alargado para educar e capacitar as mulheres na sociedade, para que possam tomar decisões adequadas em matéria de cuidados de maternidade.

REFERÊNCIAS:

1.   UNICEF. Indicadores básicos. UNICEF, 2013.

http://www.unicef.org/sowc2013/files/Table_I_Stat_Tables_SWCR2013_ENGLISH.pdf

2.   OMS, UNICEF, UNFPA, Banco Mundial e Divisão de População das Nações Unidas. Trends in Maternal Mortality: 1990 to 2013 [Tendências da mortalidade materna: 1990 a 2013]. Genebra, Organização Mundial da Saúde, 2014.

3.   Comissão Nacional da População (NPC) (Nigéria . Inquérito Demográfico e de Saúde da Nigéria 2013. Abuja, Nigéria, e Rockville, Maryland, EUA: NPC e ICF International. 2014.

4.   Creswell, J.W. Research design: Qualitative, quantitative, and mixed method approaches I. 2nd ed. Estados Unidos da América: SAGE publications Inc; 2003.

5.   OMS. "Rácio de mortalidade materna". Geneva: OMS, 2011.

6.   OMS. Making pregnancy safer: the critical role of the skilled attendant: a joint statement by WHO, ICM and FIGO. Genebra: OMS, 2004.

7.   OMS. Percentagem de cobertura dos cuidados pré-natais. Genebra: OMS, 2006.

8.   OMS. Relatório sobre a Saúde Mundial - Financiamento do sistema de saúde: o caminho para a cobertura universal. 2010.

9.   Andersen, R. "Revisiting the behavioral model and access to medical care: does it matter?". Journal of Health Social Behaviour. 1995;36(I):I-10.

10.   Kroeger, A. Anthropological and sociomedical health care research in developing countries (Investigação antropológica e sociomédica sobre cuidados de saúde nos países em desenvolvimento). Social Science and Medicine. 1983;17:147-61.

11.   Becker, S. et.al. The determinants of use of maternal and child health services in Metro Cebu, the Philippines. Health Transition Review. 1993;3:77-89.

12.   Sarin, A.R. Underutilization of maternal health services (Subutilização dos serviços de saúde materna). Fórum Mundial da Saúde. 1997;18:67-8.

13.   Aboagye, E. et.al. Maternal Health-seeking Behaviour: The role of financing and organisation of health services in Ghana (O papel do financiamento e da organização dos serviços de saúde no Gana). Revista Global de Ciências da Saúde. 2013;5(5):67-79.

14.   Okonofua, F. et.al. Tradicionais versus parteiras na prestação de cuidados de maternidade: apelo à mudança de paradigma. Revista Africana de Saúde Reprodutiva. 2014;18(I):II-5.

15.   OMS. Indicators to Monitor Maternal Health Goals - Report of a TechnicalWorking Group (Indicadores para monitorizar os objectivos de saúde materna). Genebra: 1994.

16.   Harvey, S.A. et. al. Are skilled birth attendants really skilled? A measurement method, some disturbing results and a potential way forward. Boletim da Organização Mundial de Saúde. 2007;85(10):733-820.

17.   Graham, WJ. et. al. "can skilled attendance at delivery reduce maternal mortality in developing

countries" safe motherhood strategies: A review of the evidence. Studies in Health Services Organisation & Policy (SHSOP). 2001;17:97-130.

18. Babalola, S. et. al. Determinants of use of maternal health services in Nigeria- looking beyond individual and household factors (Determinantes da utilização dos serviços de saúde materna na Nigéria - olhar para além dos factores individuais e domésticos). BMC Pregnancy and Childbirth. 2009;9(43).

19. Gathigah, M. As mães do Quénia evitam os cuidados de saúde gratuitos na maternidade. Toda a África, 2013.

20. Mojekwu, J. N. et.al. mortalidade materna na Nigéria: Examination of Intervention Métodos. Revista Internacional de Humanidades e Ciências Sociais. 2012;2(20):135-49.

21. CRSMOH. Pesquisa e Estatística do Estado de Cross River. Cross River, Nigéria: Sede do Ministério da Saúde, Calabar, Nigéria, 2013.

22. OMS. MONITORIZAÇÃO DOS ELEMENTOS CONSTITUTIVOS DOS SISTEMAS DE SAÚDE: UM MANUAL DE INDICADORES E RESPECTIVAS ESTRATÉGIAS DE MEDIÇÃO. Genebra: OMS; 2010.

23. Archibong, E.l. et. al. Review of Policies and Programs for Reducing Maternal Mortality and Promoting Maternal Health in Cross River State, Nigeria (Revisão das Políticas e Programas para a Redução da Mortalidade Materna e Promoção da Saúde Materna no Estado de Cross River, Nigéria). Jornal Africano de Saúde Reprodutiva. 2010;14(3):37.

24. Tashobya, C.K. et.al. Health systems performance assessment in low-income countries: learning from international experiences. Globalização e Saúde. 2014;10(5).

25. SMoH. Plano Estratégico de Desenvolvimento da Saúde do Governo do Estado de Cross River. Cross River, Nigéria: 2010.

26. El-Khoury, M. et. al. A Review of Public Expenditure Management in Nigeria (Análise da gestão das despesas públicas na Nigéria): Relatório do Estado de Cross River. Bethesda, MD, EUA: Projeto Health Systems 20/20, 2012.

27. Fundação Tulsi Chanrai. Saúde primária: Estado de Cross River 2013. 2013.
http://www.tcfnigeria.org/index.php?option=com_content&view=article&id=126&Itemid=548

28. Olaniran, N. et.al. Mobilização da comunidade para a utilização de serviços obstétricos, Cross River State, Nigéria. International Journal of Gynecology & Obstetrics (Jornal Internacional de Ginecologia e Obstetrícia). 1997;59: S181-S9.

29. Nisar, N. Factors affecting utilization of Antenatal Care among reproductive age group Women (15-49 years) in an urban squatter settlement of Karachi. Jornal da Associação Médica do Paquistão. 2003.

30. Lubbock, L.A. et. al. Utilization of maternal health care services in the department of Matagalpa, Nicaragua [Utilização de serviços de saúde materna no departamento de Matagalpa, Nicarágua]. Revista Panamericana de Salud Publica. 2008;24(2).

31. Nanda, P. Gender dimensions of user fees: Implications for women utilization of health care.

Reproductive Health Matters. 2002;10(20):127-34.

32.   Witter, S. et. al. Providing free maternal health care: Ten lessons from an evaluation of the national delivery excemption policy in Ghana (Dez lições de uma avaliação da política nacional de isenção de partos no Gana). Ação Global de Saúde. 2009.

33.   Conselho Científico Nacional para o Desenvolvimento da Criança. Maternal Depression can Undermine the Development of Young Children, center on the developing child Harvard University, 2009 december 2009.

34.   Adewuya, A. O. et. al. prevalência e correlações da depressão no final da gravidez entre as mulheres nigerianas. Depressão e Ansiedade. 2007;24(I):15-21.

35.   Hoang, H. et.al. Women's access needs in maternity care in ruralTasmania, Australia: Um estudo de método misto. Elsevier. 2013;27(2014):9-14.

36.   oxfam international. UK in Nepal: supporting maternal health and free health care, Reino Unido: oxfam international, 2013.

37.   Koenig, M. et. al. Maternal health and care seeking Behavior in Bangladesh: Findings from a national survey. International family planning perspectives. 2007;33(2):75-82.

38.   Nahar, S. et.al. The hidden cost of 'free' maternity care in Dhaka, Bangladesh. Health policy and planning. 1998;13(4):417-22.

39.   OMS. Maternal mortality country profiles (Tendências da mortalidade materna: 1990-2013). Genebra: OMS, 2014.

40.   Boa saúde a baixo custo 25 anos depois. londres: London School of Hygiene and tropical Medicine; 2011.

41.   Gilson, L. As lições da experiência das taxas moderadoras em África. Política e Planeamento da Saúde. 1997;12(4):273-85.

42.   Haddad, S. et.al. Qualidade, custo e utilização dos serviços de saúde nos países em desenvolvimento: um estudo longitudinal no Zaire. Ciências Sociais e Medicina 1995;40(6):743-53.

43.   Bennett, S. et.al. Health Financing: Designing and Implementing Pro-Poor Policies. London: DFID Health Systems Resource Centre; 2001.

44.   Schneider, H. et. al. The impact of free maternal health care in South Africa (O impacto dos cuidados de saúde maternos gratuitos na África do Sul). Safe motherhood initiatives: critical issues London: Reproductive health matters. 2000.

45.   Colaboradores da Wikipédia. Estado de Cross River. Wikipédia: A Enciclopédia Livre; 2014.

46.   Comissão Nacional da População. DISTRIBUIÇÃO DA POPULAÇÃO POR IDADE E SEXO (ESTADO E ÁREA DE GOVERNO LOCAL): Quadro de prioridades do Censo de 2006. Abuja, Nigéria: Comissão Nacional da População da Nigéria, 2010.

47.   Comissão Nacional da População. Inquérito Nacional Demográfico e de Saúde 2008. Maryland, EUA: 2009.

48.   Mate, K.S. et.al. Challenges for Routine Health System Data Management in a Large Public Programme to Prevent Mother-to-Child HIV Transmission in South Africa . PLoS ONE. 2009;4 (5):e5483.

49.   Universidade da Carolina do Norte; Centro de População da Carolina. Apenas este indicador: PERCENTAGEM DE MULHERES ASSISTIDAS, PELO MENOS UMA VEZ DURANTE A GRAVIDEZ, POR PROFISSIONAIS DE SAÚDE QUALIFICADOS PESSOAL POR MOTIVOS RELACIONADOS COM A GRAVIDEZ. Carolina do Norte, EUA. 2013. Disponível em: www.cpc.unc.edu/measure/prh/rh...of...antenatal-care.../generate doc.

50.   UNFPA. Nigéria; Estado de Cross River. Estados Unidos: Fundo das Nações Unidas para a População, 2013.

51.   Banco Mundial, visão geral da população e da saúde reprodutiva, banco mundial, 2013.

52.   Watts, M. et.al. More than the sum of the parts: research methods in group entrevista. British Educational Research Journal. 1987;13(25-34).

53.   Kitzinger, J. Qualitative Research: Introduzindo os grupos de discussão. BMJ. 1995;311. contribuidores w. Cross River State. Wikipédia: Wikipédia, a enciclopédia livre; 2014.

54.   Bricki, N. et. al. A Guide to Using Qualitative Research Methodology. MSF, 2007.

55.   Painel de Progresso de África. Saúde materna: investir na linha da vida de sociedades e economias saudáveis. Painel de Progresso de África, 2010.

56.   Wilkinson, D. et.al. Effect of removing user fees on attendance for curative and preventive primary health care services in rural South Africa (Review). Boletim da Organização Mundial de Saúde 2001;79(7):665-71.

57.   Bourbonnais, N. Implementing Free Maternal Health Care in Kenya: Challenges, Strategies, and Recommendations (Desafios, estratégias e recomendações). Comissão Nacional dos Direitos Humanos do Quénia. 2013.

58.   Miller, N. Free maternity services in Kenya [Internet]: Grupo de Trabalho para a Saúde Materna. 2013. [citado 2014].

59.   Warren, C. et.al. Study protocol for promoting respectful maternity care initiative to assess, measure and design interventions to reduce disrespect and abuse during childbirth in Kenya (Protocolo de estudo para a promoção de uma iniciativa de cuidados de maternidade respeitadores para avaliar, medir e conceber intervenções destinadas a reduzir o desrespeito e o abuso durante o parto no Quénia). Biomed central pregnancy and childbirth. 2013;13 (21).

60.   FEMSaúde. Efeitos da subvenção dos cuidados de saúde maternos e neonatais no Burkina Faso: "é bom mas ainda não é suficiente"! Burkina faso: 2014.

61.   De Allegri, M. et.al. "Determinants of utilisation of maternal care services after the reduction of user fees: A case study from rural Burkina Faso.". Política e planeamento da saúde. 2011;99(3):210-8.

62.   Belaid, L. et.al. Avaliação da implementação de uma política destinada a melhorar o acesso financeiro aos cuidados de saúde materna no distrito de Djibo, Burkinafaso. BMC Pregnancy and

Childbirth 12:143 2012;12:143.

63.   Banco Mundial. Burundi: Investing in Safer Births. Banco Mundial, 2012.

64.   UNICEF. Compromisso do governo com os cuidados de saúde materno-infantil no Burundi. Burundi: UNICEF, 2009.

65.   Blanchet, NJ. et.al. The effect of Ghana's National Health Insurance Scheme on Health care utilization (O efeito do Regime Nacional de Seguro de Saúde do Gana na utilização dos cuidados de saúde). Jornal Médico do Gana. 2012;46(2):76-84.

66.   HERA. Avaliação da iniciativa de cuidados de saúde maternos gratuitos no Gana Acra, Gana e Reet Bélgica: 2013.

67.   Witter, S. et.al. An exploratory study of the policy process and early implementation of free NHIS coverage for pregnant women in Ghana (Um estudo exploratório do processo político e da implementação inicial da cobertura gratuita do NHIS para mulheres grávidas no Gana). Biomed central. 2013;12(16).

68.   Galadanci, H.S. et.al. Programs and Policies for Reducing Maternal Mortality in Kano State, Nigeria: A Review. Jornal Africano de Saúde Reprodutiva. 2010;14(3):31-6.

69.   Okonofua, F. et.al. Advocay for free maternal and child health care in Nigeria- Results and outcome. 2010.

70.   Emmanuel, N. et.al. Consumer Knowledge and availability of maternal and child health services: a challange for achieving MDG 4 and % in Southeast Nigeria (Conhecimento do consumidor e disponibilidade de serviços de saúde materno-infantil: um desafio para alcançar o ODM 4 e % no sudeste da Nigéria). Biomed central Health Service Research. 2013;13(55).

71.   Okonofua, F. Reduzir a mortalidade materna na Nigéria: Uma abordagem através da investigação de políticas e do reforço de capacidades. Revista Africana de Saúde Reprodutiva. 2010;14(3):9.

72.   OMS. MONITORIZAÇÃO DOS ELEMENTOS CONSTITUTIVOS DO SISTEMA DE SAÚDE: UM MANUAL DE INDICADORES E RESPECTIVAS ESTRATÉGIAS DE MEDIÇÃO. Geniva: OMS; 2010.

73.   OMS. Trabalhando juntos pela saúde; Relatório sobre a saúde no mundo 2006. Genebra, Suíça: OMS, 2006.

74.   Lincetto, O. et.al. Antenatal Care. Opportunities for Africa's Newborns. Genebra: OMS.

APÊNDICE:

APÊNDICE A: CARTA DE INFORMAÇÃO DOS PARTICIPANTES E FORMULÁRIO DE CONSENTIMENTO:

CARTA DE INFORMAÇÃO DOS PARTICIPANTES PARA AS MULHERES NO CENTRO DE SAÚDE

Prezada Senhora,

O meu nome é Dr. Chimaobim Betta Edu, estudante de Mestrado em Saúde Pública em Países em Desenvolvimento na London School of Hygiene and Tropical Medicine, Reino Unido. Estou a realizar um estudo para saber se já ouviu falar dos serviços gratuitos de cuidados de saúde materna para mulheres grávidas no Estado de Cross River e o que significam para si.

A mortalidade materna continua a ser um grave problema de saúde pública na Nigéria. Por vezes, as mulheres morrem durante o parto devido à falta de cuidados profissionais.

Algumas mulheres grávidas não recorrem a profissionais qualificados devido ao custo dos serviços. Uma vez que esta barreira foi ultrapassada pelo governo do Estado de Cross River, pretendo compreender o efeito que isto terá no comportamento de procura de cuidados de saúde das mulheres grávidas no Estado de Cross River. Espera-se que este estudo possa informar melhor o governo e os decisores políticos.

Agradecia que participasse no nosso grupo de discussão. Isto deve demorar aproximadamente 50 minutos do seu tempo. A participação é voluntária. As sessões podem ser gravadas em cassete para facilitar a análise, mas a confidencialidade será sempre assegurada e não o identificaremos individualmente. Todas as respostas serão analisadas como um grupo.

Se tiver alguma dúvida ou preocupação, não hesite em perguntar-me em qualquer altura.

Obrigado.

Com os melhores cumprimentos,

Dr. Betta Chimaobim Edu

CARTA DE INFORMAÇÃO DOS PARTICIPANTES PARA AS MULHERES NA TBA

Prezada Senhora,

O meu nome é Dr. Chimaobim Betta Edu, estudante de Mestrado em Saúde Pública em Países em Desenvolvimento na London School of Hygiene and Tropical Medicine, Reino Unido. Estou a realizar um estudo para saber se já ouviu falar dos serviços gratuitos de cuidados de saúde materna para mulheres grávidas no Estado de Cross River e o que significam para si.

A morte de mulheres durante o parto continua a ser um grave problema de saúde pública na Nigéria. O governo do estado de Cross River introduziu cuidados pré-natais, de parto e pós-parto gratuitos para todas as mulheres grávidas e puérperas do estado. Pretendo compreender o efeito que este facto tem no comportamento de procura de cuidados de saúde das mulheres grávidas no Estado de Cross River. Espera-se que este estudo possa informar melhor o governo e os decisores políticos.

Agradecia que participasse no nosso grupo de discussão. Isto deve demorar aproximadamente 50 minutos do seu tempo. A participação é voluntária. As sessões podem ser gravadas em cassete para facilitar a análise, mas será sempre garantida a confidencialidade e não o identificaremos individualmente. Todas as respostas serão analisadas como um grupo.

Se tiver alguma dúvida ou preocupação, não hesite em perguntar-me em qualquer altura. Obrigado.

Com os melhores cumprimentos,

Dr. Betta Chimaobim Edu

FORMULÁRIO DE CONSENTIMENTO DO PARTICIPANTE

TÍTULO DO PROJECTO: *EFEITO DO PROGRAMA DE CUIDADOS DE SAÚDE MATERNOS GRATUITOS NO COMPORTAMENTO DE PROCURA DE SERVIÇOS DE SAÚDE POR PARTE DE MULHERES GRÁVIDAS, NO PERÍODO INTRAPARTO E PÓS-PARTO NO ESTADO DE CROSS RIVER*

NÚMERO DE SÉRIE DO PARTICIPANTE NA INVESTIGAÇÃO:

IDADE DO PARTICIPANTE NA INVESTIGAÇÃO:

- Li a carta de informação sobre o assunto e o seu conteúdo foi explicado.
- Tive a oportunidade de fazer perguntas e obtive respostas satisfatórias.
- Compreendo que a minha participação neste estudo é voluntária e que tenho o direito de me retirar a qualquer momento, sem apresentar qualquer motivo e sem que os meus direitos legais sejam afectados.
- Concordo em participar no estudo acima referido e confirmo que recebi uma cópia da carta de informação sobre o assunto juntamente com este formulário de consentimento informado assinado e datado.

Assinatura do participante na investigação:

Data:

DECLARAÇÃO DA PESSOA QUE EXPLICA O CONSENTIMENTO

- Expliquei satisfatoriamente ao sujeito a natureza e o objetivo do estudo (em dialeto local, quando necessário).
- A pessoa que assina o presente formulário dispôs de tempo e local suficientes para o ler e rever.
- Foi dada a oportunidade de fazer perguntas e receber respostas sobre a participação no estudo.
- Confirmo que a pessoa em causa deu a sua assinatura na minha presença como prova do seu consentimento.
- Comprometo-me a manter a identidade do sujeito em segredo absoluto.

Assinatura da pessoa que explica o consentimento:

Nome da pessoa que explica o consentimento e Data;

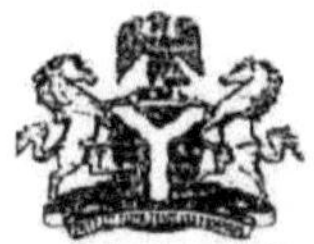

GOVERNMENT OF CROSS RIVER STATE OF NIGERIA
MINISTRY OF HEALTH, CALABAR
RESEARCH ETHICS COMMITTEE
E-mail: crsmohresearchethics@yahoo.com
+234 08034047926

CRS/MH/CGS/E-H/018/Vol.II/062   27th January, 2014

Dr. Chimaobim Betta Edu

CERTIFICATE OF ETHICAL APPROVAL

The Cross River State Health Research Ethics Committee (CRS-HREC) having reviewed your application for Ethical Approval of the Research titled **"Impact of Free Maternal Health Care Programme on Health Care Service Seeking Behaviours of Pregnant Women in Cross River State"** has granted **FULL ETHICAL APPROVAL**.

This approval is valid for **ONE YEAR** from the date of its issuance.

You may proceed with your study in accordance with the protocol. You are requested to abide by every professional and ethical code for the conduct of this research, including advising the CRS-HREC of any changes to your protocol in advance.

The CR-HREC reserves the right to request an audit of this research at any time during or post implementation.

Yours sincerely.

PROF. EDET OKON NKPOSONG
Chairman CR-HREC

London School of Hygiene & Tropical Medicine
Keppel Street, London WC1E 7HT
United Kingdom
Switchboard: +44 (0)20 7636 8636

www.lshtm.ac.uk

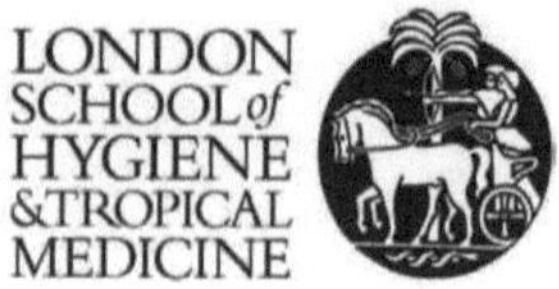

Comité de Ética da Investigação de Mestrado

Dr. Chimaobim Edu

Estudante de mestrado

Mestrado em Saúde Pública nos Países em Desenvolvimento

LSHTM

28 de março de 2014

Caro Chimaobim,

Título do estudo:

Efeito do Programa de Cuidados de Saúde Materna Gratuitos do Projeto Esperança no Comportamento de Procura de Saúde das Mulheres Durante a Gravidez, o Período Intraparto e o Período Pós-parto no Estado de Cross River

LSHTM MSc Ética Ref: 7505

Agradecemos a sua candidatura ao projeto de investigação de mestrado acima referido, que foi agora analisada pelo Comité de Ética em Investigação de Mestrado.

Confirmação do parecer ético

Em nome do Comité, tenho o prazer de confirmar um parecer ético favorável para a investigação supramencionada, com base no formulário de candidatura [CARE] e na documentação de apoio, sob reserva das condições a seguir especificadas.

Condições do parecer favorável

A aprovação depende da obtenção de uma aprovação ética local, se for caso disso. É da responsabilidade do estudante e do seu orientador assegurar a aprovação ética local adequada antes do início do estudo (ou seja, se o indicou na pergunta 40, é necessária a aprovação local). Envie a confirmação da aprovação ética local assim que a receber.

Tenha em atenção as recomendações apresentadas na mensagem de correio eletrónico em anexo.

Documentos aprovados

A lista final dos documentos analisados e aprovados pelo Comité é a seguinte

Document Type	File Name	D:	Version
Local Approval	img008.pdf	24/02/2014	pdf
Investigator CV	chimaobim betta edu cv1.docx	05/03/2014	Microsoft word
Information Sheet	PARTICIPANT INFORMATION LETTER.docx	05/03/2014	Microsoft Word

Após análise ética

Quaisquer alterações posteriores à candidatura devem ser apresentadas ao Comité através de um formulário de alteração no sítio Web sobre candidaturas éticas em linha: http://leo.lshtm.ac.uk .

Com os melhores cumprimentos,

Professor Tim Rhodes Presidente

APÊNDICE D: FORMULÁRIO DE CUIDADOS:

Anexado em PDF

APÊNDICE E: QUESTIONÁRIO AOS ESTUDANTES DO PROJECTO:

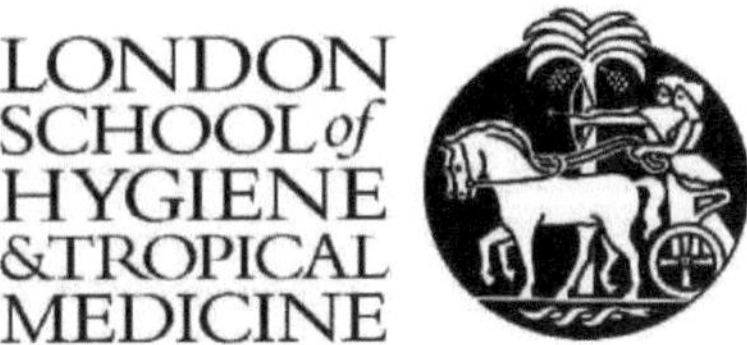

Questionário do aluno

Número de candidato: 107934MSc: PHDC

Supervisor do projeto: KRYSTYNA MAKOWIECKA

Título do projeto: Efeito do Programa de Cuidados de Saúde Materna Gratuitos no Comportamento de Procura de Saúde das Mulheres durante a Gravidez, o Período Intraparto e o Período Pós-parto no Estado de Cross River, na Nigéria.

No âmbito do nosso processo de avaliação dos projectos dos alunos, pedimos-lhe que preencha o seguinte pequeno questionário. Assinale as afirmações mais apropriadas em cada secção e anexe-o ao seu projeto. **Uma cópia deste questionário deve ser anexada ao relatório final do seu projeto.**

(Por favor, certifique-se *de que assinala a casa correcta*)

Quem iniciou o projeto?

    O meu supervisor

    Eu (sim)

Que tipo de ajuda recebeu para desenvolver o projeto?

nenhum: decidi o design sozinho

alguns: Usei a minha iniciativa, mas fui ajudado por sugestões do meu supervisor (Sim) substancial: O meu supervisor teve a maior parte da palavra, mas eu acrescentei as minhas próprias ideias Máximo: Confiei no supervisor para obter ideias em todas as fases

não aplicável: a natureza do projeto era tal que tive uma oportunidade mínima de contribuir para a conceção

Que ajuda recebeu para realizar o trabalho do projeto?

nenhuma: trabalhei sozinho sem qualquer intervenção do supervisor mínima: trabalhei sozinho com muito pouca intervenção do supervisor adequada: Pedi ajuda quando necessário (Sim) substancial: o supervisor deu-me mais assistência do que o esperado excessiva: o supervisor teve de me dar assistência excessiva para me permitir obter dados

Qual foi o grau de dificuldade técnica envolvido?

ligeiro: dados facilmente obtidos (Sim)

moderada: os dados foram moderadamente difíceis de obter

substancial: os dados eram difíceis de obter

Que tipo de ajuda lhe foi prestada na análise e interpretação dos resultados?

nenhum

padrão: O meu supervisor discutiu os resultados comigo e aconselhou-me sobre as estatísticas e a apresentação

(Sim

substancial: O meu supervisor apontou o significado dos dados e disse-me como os analisar

Que ajuda lhe foi dada para encontrar as referências adequadas?

nenhum

algumas: foram fornecidas apenas algumas referências (Sim)

substancial: a maioria das referências foi dada pelo meu supervisor

máximo: o supervisor forneceu todas as referências utilizadas por mim

Que tipo de ajuda recebeu para redigir o relatório?

nenhum: o meu superior hierárquico não viu o relatório até à sua apresentação menor: o meu superior hierárquico viu e comentou partes do relatório normal: o meu superior hierárquico viu e comentou o primeiro projeto do relatório substancial: o meu superior hierárquico deu mais assistência do que a normal (Sim)

Quanto tempo foi gasto no projeto?

demasiado pouco para esperar dados adequados*

suficiente (Sim)

demasiado*

*if too little or too much, were there any reasons for it, e.g. unforeseen technical problems, lack of materials, etc.?

Durante o trabalho, o seu contacto com o seu supervisor foi

Diário

Semanal

Mensal

Variado, mas a intervalos regulares (Sim)

Nunca

Este contacto com o seu supervisor foi

demasiado infrequente

pouco frequente mas suficiente

frequente mas não excessivo (sim)

excessivo

Please comment on your experiences during the project

This is a great experience for me. It is my first time of carrying out a qualitative research work and the expertise of my supervisor, her commitment, critique and suggestions were invaluable. My supervisor guided me in the study approach. Each section was submitted for review and the comments informed a re-writing of each chapter. I have learned a lot of new skills in this process.

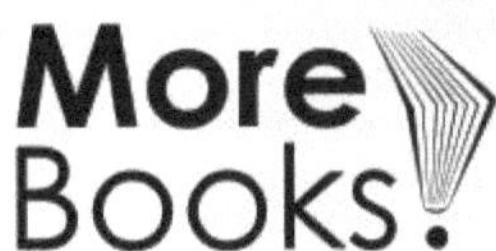

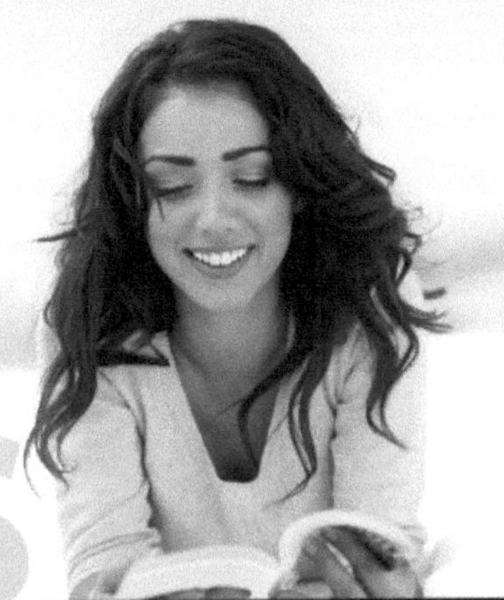

I want morebooks!

Buy your books fast and straightforward online - at one of world's fastest growing online book stores! Environmentally sound due to Print-on-Demand technologies.

Buy your books online at
www.morebooks.shop

Compre os seus livros mais rápido e diretamente na internet, em uma das livrarias on-line com o maior crescimento no mundo! Produção que protege o meio ambiente através das tecnologias de impressão sob demanda.

Compre os seus livros on-line em
www.morebooks.shop

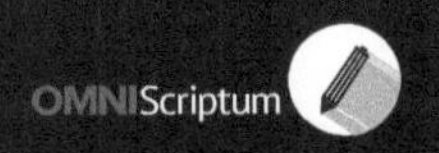

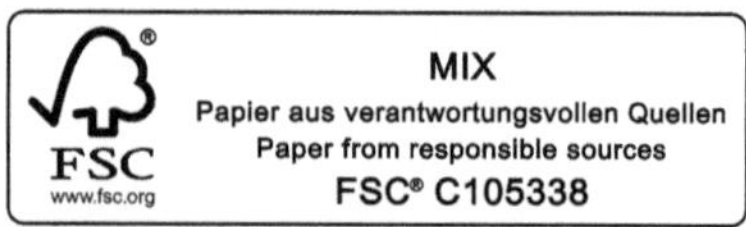

Printed by Books on Demand GmbH, Norderstedt / Germany